WALTER SCHMIDT

Dicker Hals und kalte Füße

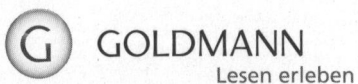

GOLDMANN
Lesen erleben

Walter Schmidt

Dicker Hals und kalte Füße

Was Redensarten über Körper und Seele verraten

Eine amüsante Einführung
in die Psychosomatik

GOLDMANN

Für Amelie,
mein Tochterherz

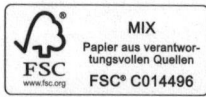

Verlagsgruppe Random House FSC-DEU-0100
Das FSC®-zertifizierte Papier *Holmen Book Cream* für dieses Buch
liefert Holmen Paper, Hallstavik, Schweden.

1. Auflage
Taschenbuchausgabe April 2013
Wilhelm Goldmann Verlag, München,
in der Verlagsgruppe Random House GmbH
Copyright © der deutschsprachigen Ausgabe 2011
by Gütersloher Verlagshaus, Gütersloh,
in der Verlagsgruppe Random House GmbH
Umschlaggestaltung: UNO Werbeagentur, München
in Anlehnung an die Gestaltung der HC-Ausgabe
Umschlagabbildung © by Arthur Morris/Corbis
DF · Herstellung: Str.
Druck und Bindung: GGP Media GmbH, Pößneck
Printed in Germany
ISBN: 978-3-442-15749-5

www.goldmann-verlag.de

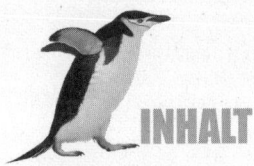

INHALT

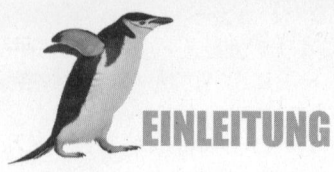

EINLEITUNG

»Immer wenn ich diesen Quatsch mit der Psychosomatik höre, dreht sich mir der Magen um ...«

(ein Arzt auf einem Mediziner-Kongress zu seinem Kollegen)[1]

Vorsprechen bei Doktor Volksmund

Er hat keine Medizin studiert, plappert munter drauf los, haut manchmal daneben, liegt aber erstaunlich oft richtig: Der Volksmund wagt sich Tag für Tag an Diagnosen, die Ärzte allenfalls nach gründlicher Untersuchung fällen würden: Da läuft die Galle über, zerreißt ein Herz, stockt das Blut in den Adern und macht sich ein garstiger Kloß im Magen breit, obwohl man gar keinen gegessen hat.

Viele dieser Redensarten sind seit Generationen gebräuchlich – einige seit dem Mittelalter. So manche Wendung ist allerdings wissenschaftlich überholt, hatte nie einen medizinischen Hintersinn oder diente seit jeher bloß dazu, Gefühle anschaulich zu umschreiben. Vorgänge im Körper, die den Sprachbildern entsprechen, sind zwar häufig zu finden, aber längst nicht immer.

Hat zum Beispiel jemand ein *Brett vorm Kopf*, dann ist nicht etwa seine Sicht vernagelt. Der seltsame Ausdruck stammt vermutlich aus althergebrachter Viehwirtschaft. »Störrischen Ochsen wurde früher ein Brett vor die Augen gehängt, um ihr Blickfeld einzuengen«, findet sich als Erklärung im »Lexikon der Redensarten«[2]. Und Zugochsen gelten nun mal – zu Recht oder Unrecht – als eher dumpfe Tiere.

Andere Körperbilder haben technische Vorgänge zum Vorbild. So leitet sich das Ansinnen, endlich einmal *Dampf abzu-*

lassen, offensichtlich von der Dampfmaschine her. Dahinter steckt der Wunsch, inneren Druck loswerden, mithin angestaute Handlungsenergie, die sich in Taten austoben will.

Körper-Sprachbilder des Volksmundes dürfen also nicht wörtlich genommen werden; schon gar nicht beweisen sie die nahegelegten seelisch-physiologischen Zusammenhänge. Keineswegs etwa *gefriert uns das Blut in den Adern*, wenn wir erschrecken. Hier entlehnt der Volksmund ein Bild aus der Natur und vergleicht die Schockstarre des Körpers mit dem Zufrieren eines Flusses. Aber *stocken* kann das Blut eines Geängstigten sehr wohl in den Gefäßen, wie noch zu sehen sein wird.

Wird die Seele missachtet, leidet der Körper

Werden lustvolle oder aggressive Handlungsimpulse ständig unterdrückt und die Seele folglich ausgebremst, kann das den Körper erkranken oder zumindest schmerzen lassen. Je nach Studie leiden etwa 10 bis 15 Prozent der Bundesbürger, also etwa jeder achte, an Gesundheitsstörungen, für welche Mediziner keine körperliche Ursache finden. Das ist schon deshalb unbefriedigend, weil jeder dritte oder vierte Besucher einer Arztpraxis über solche unklaren, vermutlich seelisch verursachten oder zumindest beeinflussten Störungen seiner Körperfunktionen klagt.

Fachleute nennen diese Erscheinungen psychosomatisch – die Seele (Psyche) und den Körper (Soma) betreffend. Dazu kommt es, »wenn sich ein innerer Konflikt in einen körperlichen Ausdruck verwandelt und sich sozusagen in dem Symptom symbolisch zeigt«, sagt Kurt Fritzsche, Oberarzt an der Freiburger Uni-Klinik für psychosomatische Medizin. Ein simples, aber sehr verbreitetes Beispiel hierfür ist stressbedingter Rückenschmerz.

Noch immer drohen Menschen, deren Körper – und dies nicht selten chronisch – unter seelischen Konflikten leidet, als Simulanten gebrandmarkt zu werden. Ihre Beschwerden mögen erst einmal rätselhaft wirken, aber sie zwicken, piesacken oder quälen die Betroffenen in aller Regel wirklich. »Psychosomatische Störungen sind keine eingebildeten, sondern reale Erkrankungen mit vielen, zum Teil gravierenden Beschwerden, die ernst zu nehmen sind«, urteilt der Internist und Psychotherapeut Burghard Klapp, Direktor der Medizinischen Klinik mit Schwerpunkt Psychosomatik der Charité in Berlin.[3]

Körper-Seele-Reaktionen sind seit jeher derart typisch für die Menschennatur, dass die Alltagsprache seit Jahrhunderten beredtes Zeugnis davon ablegt. Allerdings würden Wendungen wie *ehrliche Haut*, *geknickter Mensch* oder *starrsinniger Kerl* »selten reflektiert«, urteilt die Germanistin und Kulturwissenschaftlerin Claudia Benthien von der Universität Hamburg.[5] Dabei wussten Gelehrte schon in der Antike, wie eng die Seele und der Körper zusammengehören und dass Wohlbefinden nur möglich ist, solange beide im Einklang miteinander sind. Nur die moderne Apparatemedizin tut noch häufig so, als gelte dies nicht, und schraubt einseitig am Körper herum.

Dieses Buch ergründet anhand vieler Beispiele, wo der Volksmund recht hat – und wo er irrt. Dass die Wahrheit meist irgendwo dazwischen liegt, macht es nicht weniger spannend, sich ihr zu nähern. Dabei werden Redensarten über Körper und Seele auch mal ganz wörtlich genommen, sodass – hoffentlich – Unerwartetes zur Sprache kommt. Die einzelnen Haupt- und Unterkapitel müssen nicht in der angebotenen Reihenfolge gelesen werden: Springen Sie ruhig dorthinein, wohin Ihr größtes Interesse Sie zunächst verlockt.

Dank

Etliche Mediziner, Forscher und Psychologen haben mir bei diesem Buch geholfen und geduldig immer wieder Nachfragen beantwortet – darunter durchaus sonderbare, zumindest aus Sicht der Befragten. Schade, dass ich das Stirnrunzeln und die skeptischen Blicke meiner Gesprächspartner durchs Telefon nicht sehen konnte …

Nicht alle Ärztinnen und Ärzte, die meisten von ihnen in Leitungsfunktion an Universitäts- und Privatkliniken, kann ich hier erwähnen. Aber mit allen, die sich in diesem Buch ohne Quellenangabe finden, habe ich persönlich sprechen oder mich schriftlich austauschen dürfen – darunter sogar der Veterinär der Stuttgarter Wilhelma, der mir von den überraschenden Eigenschaften der Elefantenhaut berichtet hat. Ihnen allen sei von Herzen gedankt!

Einige besonders beanspruchte Fachleute möchte ich namentlich erwähnen, und zwar mit ihrem für mich wichtigsten Zuständigkeitsbereich: Ich danke also sehr herzlich Uwe Gieler (Hautmedizin), Wolf-Jürgen Maurer (Psychosomatik), Hedwig Josefine Kaiser (Augenheilkunde), Georg Titscher (Psychokardiologie), Robert Perneczky (Demenzforschung), Manfred Stelzig (Psychosomatik), Walter H. Hörl (Nierenheilkunde), und Gerald Hüther (Neurobiologie). Dasselbe gilt für Helmut Schatz (Diabetologie), Roland Laszig (HNO-Medizin), Jochen Jordan (Psychokardiologie), Gabriele Moser (Gastroenterologie), Dirk Eichelberg (Haut- und Haarmedizin), Roland Reinehr (Gastroenterologie), Hartmut Göbel (Schmerzkunde) und Ludwig Thierfelder (Augen und Psyche). Zu Dank verpflichtet bin ich auch Klaus-Michael Taube (Hautmedizin), Thomas Hummel (Riechen und Schmecken), Wolfgang Harth (Hautmedizin), Christian Peschel (Hämatologie), Roland von Känel (Psychosomatik/Innere Medizin), Claus-Martin Muth (Anästhesie), Emeran Mayer (Gastroenterologie), Christian Schyma (Rechtsmedizin) und Ludger Tebartz van Elst (Neuropsychiatrie). Ohne diese hilfsbereiten Fachleute wäre mein Buch niemals entstanden.

Ganz besonders danke ich dem Arzt und Neurobiologen Joachim Bauer von der Abteilung Psychosomatische Medizin und Psychotherapie der Uni-Klinik Freiburg. Er hat sich – neben anderem – die Mühe gemacht, das Manuskript kurz vor dessen Abschluss gegenzulesen, wofür ich ihm sehr verbunden bin.

Walter Schmidt   Bonn, im Herbst 2010

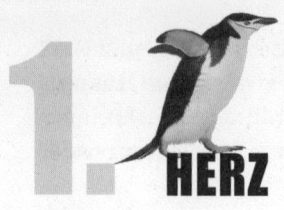

1. HERZ Sitz der Liebe, Ort des Leidens

Kein zweites Organ unseres Körpers erscheint uns so lebenswichtig wie unser Herz. Dabei wären wir auch ohne Leber, Magen oder Nieren verloren – nur nicht ganz so schlagartig. Zudem endet unser Leben genau genommen mit dem Tod des Hirns, nicht mit der letzten Regung jenes Hohlmuskels, der zeitlebens im linken Brustkasten pocht. Wer 75 Jahre alt geworden ist und durchschnittlich einen Puls von 85 hatte, dessen Pumpe hat sich bis zum letzten Herzschlag über drei Milliarden Mal zusammengezogen und wieder entspannt, und das in der Regel wartungsfrei – ein Wunderwerk.

Mit keinem anderen Organ verbinden wir obendrein derart viele Gefühle wie mit dem Herzen. Es teilt sämtliche Freude und Trauer, alles Glück und alles Ungemach mit uns. Die Sprache weiß darüber mehr als mancher Arzt.

Wenn im Körper irgendwo die Liebe und die Freude sitzen, dann im Herzen – zumindest sprachlich. Haben wir ein Ohr für die Nöte unserer Mitmenschen und helfen ihnen aus *vollem Herzen*, dann verfügen wir über ein *großes Herz*. Solche *Barmherzigkeit* (althochdeutsch: armherzi; ein Herz für die Armen) gilt unter Christen zu Recht als Tugend. Uns *lacht das Herz*, wenn wir uns glücklich fühlen. Verliebt sich ein Mensch schon nach wenigen Augenblicken in uns, dann haben wir sein *Herz im Sturm erobert*. Und wird aus dieser Liebelei sogar Liebe, sind die beiden Beteiligten hoffentlich auf dem besten Weg, *ein Herz und eine Seele* zu werden.

Wen wir sehr mögen, den haben wir *ins Herz geschlossen* – wohl der einzige angenehme Kerker. Als BILD 1978 die Aktion

»Ein Herz für Kinder« startete – eine Idee des Verlegers Axel Springer –, wollte das Boulevard-Blatt nicht zur Organspende aufrufen, sondern appellierte an die Mitmenschlichkeit der Autofahrer. Denn seinerzeit töteten diese jährlich ungewollt etwa 1.500 Kinder im Straßenverkehr.

Wissen wir nicht recht, ob wir uns einem Menschen hingeben sollten, dann rät man uns: »*Hör auf dein Herz!*« Gesteht uns ein Mensch seine Liebe, wird es uns ganz *warm ums Herz* – vorausgesetzt, wir erwidern die Zuneigung und haben den anderen *herzlich* gerne. Dann lieben wir es auch, ihn oder sie zu *herzen*. Denn unser *Herz fliegt* dem geliebten Menschen *zu*, und selbst ein dürres Witzchen, das dieser zum Besten gibt, finden wir *herzerfrischend*. Obendrein bemühen wir uns, für unsere *Herzallerliebste* alles zu tun, was ihr *Herz begehrt* – wenigstens eine Zeit lang. Schließlich bringen wir sogar das Kunststück fertig, dem geliebten Menschen *unser Herz zu schenken*, obwohl wir ihn oder sie noch immer *im Herzen tragen* – das soll ein Unverliebter uns mal nachmachen.

Werden wir selbst hingegen zurückgewiesen, *zerreißt es uns das Herz*, was auch kein Wunder ist, war die oder der Geliebte uns doch fest *ans Herz gewachsen*. Dann klagen wir guten Freunden unser *Herzeleid* – einen Schmerz, vor dem sich Liebende bewahren sollten. Und wenn es ganz übel kommt, leidet jemand an einem *gebrochenen Herzen* – oder stirbt bisweilen tatsächlich daran.

Der muskulöse Umschlagplatz für unser Blut steht jedoch auch für unerotische Liebe und Freundlichkeit. Spricht eine Frau aus, was sie denkt, ist sie *offenherzig* und *macht aus ihrem Herzen keine Mördergrube*. Bei anderen Menschen hilft manchmal die Aufforderung »Jetzt mal *Hand aufs Herz!*«, um auch die bislang verschwiegenen Teile einer Geschichte zu hören.

Halten uns Freunde den Spiegel vor und konfrontieren uns mit unbequemen Wahrheiten (oder was sie gerade dafür halten), dann schicken sie ihren Schilderungen nicht selten den doppelbödigen Rat hinterher, uns das jetzt aber wirklich mal *zu Herzen zu nehmen*.

Manchmal führen die freundlichen Empfehlungen leider in die Irre und bereiten uns Kummer. Dann können wir einem hoffentlich Vertrauten *unser Herz ausschütten*. Was nicht wieder gutzumachen ist, bedauern wir *aus tiefstem Herzen*. Eine gütige Frau ist *herzensgut* oder ein *Herz von Mensch*, und darf sie sich außerdem noch ehrlich, gewissenhaft und aufrichtig nennen, regt sich in ihr ein *reines Herz*. Wer ohne Arg ist, dem ist auch *Treuherzigkeit* eigen. Fehlt jemandem hingegen sämtliches Mitgefühl, ist er ein *herzloser* Geselle. Es dürfte dann wenig geben, was so ein Mensch nicht *übers Herz bringt*. Wie man sieht, ist das Herz in aller Munde.

Mein Herz ist so eng

Dass sich Herz auf Schmerz so gut reimt wie auf kaum ein anderes Wort, ist purer Zufall – aus psychosomatischer Sicht jedoch fügt es sich trefflich. Wenn sich das Herz oder der linke Brustbereich schlagartig eng anfühlt und sehr wehtut, lässt dies an eine Angina pectoris (»Brustenge«) denken. Das als Herzattacke auftretende Leiden vermittelt einem Betroffenen das beklemmende Gefühl, der Brustkasten werde plötzlich und brutal zusammengedrückt. Ursache ist eine Störung des Blutflusses in einem Herzkranzgefäß. Meist geht dieser Blutstau mit größter Unruhe und typischer Herzangst einher.

Aber auch Geängstigte, deren Herz gesund ist, fühlen sich oft beklommen oder eingeschnürt in der Brust. »Angst macht eng«, sagt Georg Titscher, Oberarzt am Wiener Hanusch-Krankenhaus, der als Kardiologe und Psychotherapeut ein Spezialist für Herz und Seele ist. »Enge und Angst haben nicht umsonst denselben Wortstamm, haben aber auch symbolisch viel miteinander zu tun, denn es gibt nichts Einengenderes als Angst.« Denn wenn wir uns fürchten, schütten Drüsen im Körper vermehrt Stresshormone ins Blut aus, um unsere Muskeln besonders kampf- oder fluchtbereit zu machen – nicht umsonst stammt der Begriff Stress vom lateinischen Verb »stringere« für anspannen. Eine stärker als üblich gespannte Muskulatur fühlen wir bei Angst an vielen Stellen im Körper, ob an den Waden oder im Rücken.

So auch im Brustkorb. Dort sorgen die Atemmuskeln (Rippen-, Zwerchfell- und Brustmuskulatur) normalerweise dafür, dass sich der Brustkasten unbeschwert heben und die Verdauungsorgane nach unten ausweichen können. Da die Lunge über das Lungenfell am Brustfell sozusagen festklebt, folgt sie diesen Bewegungen des Brustkorbs, indem sie sich im Wechsel füllt und wieder leert – zumindest bis auf einen stets dort verbleibenden Rest von etwa 1,5 Litern Luft.

Eine verspannte Atemmuskulatur erschwert das Luftholen allerdings, der Atem wird flacher – eine Schrecksekunde lang halten wir den Atem mitunter sogar an. Oft sind das auch jene Momente, in denen uns *das Herz stehen bleibt* – was meist zum Glück nicht stimmt: Doch stolpern kann es schon, indem ein Schlag ausfällt und der Herzrhythmus für kurze Zeit durcheinander gerät.

»Das Engegefühl in der Brust ist die körperliche Folge eines seelischen Vorgangs«, sagt Jochen Jordan, der die Klinik für Psychokardiologie in Bad Nauheim leitet. Betroffen davon ist auch der Blutkreislauf. Das bei Angststress ins Blut ausgeschüttete Adrenalin bewirke zum Beispiel, dass sich herznahe Arterien verengen, damit das Blut schneller fließt. Dazu muss das Herz kräftiger schlagen, so dass der Blutdruck steigt. »Das kann man als Engegefühl spüren, und zwar sehr schnell, innerhalb von einer oder wenigen Sekunden«, fügt der Psychologe hinzu.

Das passiert zum Beispiel, wenn ein Düsenjet unvermittelt dicht übers Haus donnert. Nicht umsonst hat eine Umwelt-Zeitschrift ihren Artikel über Stress durch Fluglärm mit der Zeile »Flugkrach geht aufs Herz« überschrieben.[4]

Manchmal wird die Enge sogar direkt am Herzen sichtbar. Die Stress-Myokardiopathie, das sogenannte Syndrom des gebrochenen Herzens, ist erst Ende des 20. Jahrhunderts wissenschaftlich beschrieben worden, zunächst in Japan, wo das Phänomen Tako-Tsubo-Syndrom heißt.

Es fühlt sich an, als ob einem irgendetwas das Herz abdrückt. »Auf Röntgenbildern kann man sehen, dass sich der ganze Herzmuskel verkrampft und sich im oberen Teil wie durch einen umgeschnallten Gürtel einschnürt«, sagt der Psychokardiologe Jordan. Der Herzkrampf gehe allein auf große Mengen ausgeschütteten Adrenalins zurück, etwa infolge »plötzlicher massiver oder anhaltend erheblicher Belastung der Seele«.

Will man das Märchen der Gebrüder Grimm vom Froschkönig und dem Eisernen Heinrich medizinisch deuten, wäre die Stress-Myokardiopathie ein heißer Favorit auf die plausibelste Erklärung. In der Geschichte wird der verwunschene Königssohn von einer Prinzessin aus seinem glitschigen Dasein ausgerechnet dadurch befreit, dass sie den Frosch angewidert gegen die Zimmerwand schmeißt.

Anschließend werden Prinz und Prinzessin – plötzlich beiderseits voneinander angetan – von Heinrich, dem Diener des Königssohns, in einer Kutsche ins väterliche Reich gefahren. Der treue Helfer freut sich derart über die Erlösung seines Dienstherrn, dass ihm unterwegs förmlich *das Herz aufgeht* – und wie: Krachend zerspringen nämlich jene drei eisernen Bande, die er sich aus Trauer um seine Pumpe hatte schmieden lassen, als der Prinz zum Frosch geworden war.

Das Froschkönig-Märchen hat bloß einen Schönheitsfehler. Die Krankheit betrifft in neun von zehn Fällen Frauen – und das meist im höheren Alter. »Mehr als 90 Prozent aller Patientinnen sind über 60 Jahre alt«, befindet der mit dem Leiden seit Jahren immer wieder befasste Psychokardiologe Rainer Schubmann von der kardiologischen Abteilung der Dr.-Becker-Klinik-Möhnesee.[5] Eine betagte »treue Henriette« wäre also realistischer gewesen.

Nicht nur Kummer, auch panische Angst kann das Herz einschnüren. Japanische Wissenschaftler um Hiroshi Watanabe haben ermittelt, dass schockierende Ereignisse bei deutlich mehr Menschen Herzbruch-Attacken auslösen können als zu normalen Zeiten üblich. Dazu untersuchten die Forscher die medizinischen Folgen dreier Erdbeben sowie von etwa 90 schweren Nachbeben, die sich am 23. Oktober 2004 beziehungsweise in den sieben Tagen danach in der zentraljapanischen Präfektur Niigata ereignet hatten.[6] Die Erdstöße erreichten in der Spitze die Stärke 6,8 auf der Richterskala; nach Angaben des Auswärtigen Amtes starben dabei 35 Menschen, hinzu kamen einige Tausend Verletzte.

Was aber passiert mit dem Herzen, wenn Menschen sich erschrecken? Nach einem schwerwiegenden psychischen Schock machen die Betroffenen »so etwas Ähnliches wie einen Herzinfarkt durch«, sagt der Kardiologe Georg Titscher. »Von den Anzeichen her und beim EKG ist das Syndrom nicht vom Infarkt zu unterscheiden, nur wenn man dann die Herzkranzgefäße röntgt, sieht man, dass diese ganz normal sind.« In knapp zehn Prozent der Fälle treten in den ersten Stunden lebensbedrohliche Komplikationen auf – so etwa Herzkammerflimmern oder ein kardiogener Schock, bei dem die haarfeinen Kapillargefäße des Herzmuskels verengt und die Sauerstoffzufuhr beträchtlich vermindert sind. Nach einer überstandenen Akutphase erholen sich die Patientinnen jedoch meist rasch; die Sterblichkeit liegt mehreren Studien zufolge nur bei ein bis drei Prozent, wobei natürlich nur korrekt diagnostizierte Fälle zu Buche geschlagen sind.

Dass die allermeisten Patientinnen den Herzanfall gut überstehen, zeigte sich auch in einer 2005 veröffentlichten Studie an der Johns Hopkins University in Baltimore, USA. Dort hatten Mediziner um den Kardiologen Ilan Wittstein 19 verzeichnete Fälle von Stress-Myokardiopathie (darunter nur ein Mann) intensiv ausgewertet. Zur Überraschung der Forscher hatten sich alle 19 Herzen innerhalb weniger Tage nach der infarkt-ähnlichen Attacke auffallend rasch erholt: Ihre Pumpleistung steigerte sich viel schneller als nach einem Infarkt, und den im Grunde herzgesunden Betroffenen ging es schon zwei Wochen nach ihrem Anfall wieder so gut wie ehedem.[7]

Obwohl das »Brechen« des Herzens bei allen Patientinnen zunächst auf einen Infarkt hingedeutet hatte, konnte Wittsteins Team bei genauerem Hinsehen doch deutliche Unterschiede in der Symptomatik zwischen beiden Leiden feststellen: Erstens erwiesen sich bei den »zerbrochenen« Herzen die Arterien als durchlässig, mithin nicht verstopft. Zweitens ergaben Bluttests keine Anhaltspunkte dafür, dass der jeweilige Herzmuskel geschädigt war – sonst wären nämlich nach der Attacke spezielle Herzmarker (darunter Enzyme wie Troponin and Kreatinphosphokinase) vermehrt aus dem Herzgewebe ins Blut ausgeschüttet worden. Myoglobin zum Beispiel tritt aus beschädigten Herzmuskelzellen aus und zeigt so an, dass diese abgestorben sind. Solche Schäden sind typisch für einen Infarkt, nicht aber für das Herzbruch-Syndrom.

Dessen wahrscheinliche Ursache ist Georg Titscher zufolge, »dass der Herzmuskel durch den Schock mit Stresshormonen überschüttet wird und kurze Zeit gelähmt ist – und dann reagiert wie bei einem Herzinfarkt«. Besagte Hormone können Adrenalin und Noradrenalin, aber auch andere Katecholamine sein. Die US-Forscher an der Johns Hopkins University konnten ermitteln, dass im Blut der Patientinnen mit Stress-Myokardiopathie zwei- bis dreimal so viele Katecholamine nachweisbar waren wie bei Vergleichspatienten mit einem klassischen Herzinfarkt und sogar bis zu 34-mal so viele wie bei Gesunden – eine wahre Flut biochemisch vermittelten Stresses.

Eine Studie des Londoner Imperial College an Ratten aus dem Jahr 2012 liefert eine völlig andere Erklärung für das zusammengeschnürte Herz. Danach lässt die Adrenalinflut im Blut unsere Pumpe verkrampfen, um nicht übermäßig stimuliert zu werden. Das Stresshormon würde das Herz in diesem Fall also nicht ankurbeln, sondern vorsorglich vorübergehend versagen lassen

Davon unabhängig wagt Jochen Jordan sogar eine kleine Spekulation: »Weshalb soll es in dieser Richtung nicht noch mehr Phänomene geben, leichtere Formen von Herzkrämpfen, die man gar nicht auf dem Röntgenbild sehen könnte.« Beim treuen Heinrich aus dem Märchen hingegen wäre die Aufnahme äußerst eindrucksvoll gewesen.

Das Herz so schwer

Wer etwas auf dem Herzen hat, möchte ihm Luft machen. Entweder drängt es einen solchen Menschen, etwas Belastendes loszuwerden, oder der Betreffende möchte endlich mit einem Herzenswunsch herausrücken in der Hoffnung, dieser werde bald erfüllt. Wenn die Sache gut ausgeht, fällt ihm – oder ihr – scheinbar ein Stein vom Herzen.

Das Phänomen des *ach so schweren* Herzens ist oft bedichtet und besungen worden, so etwa vom österreichischen Sänger Wolfgang Ambros: »I hob a so a schweres Herz, es kummt ma vor, als wär es aus Beton.«

Nun wiegt ein durchschnittlich großes Herz meist nicht mehr als 350 Gramm. Schon wenn bloß seine 0,75 Liter fassenden Kammern mit Beton ausgefüllt wären, wögen sie bei einem durchschnittlichen Mann deutlich mehr als ein Drittel Kilo, nämlich fünf- bis sechsmal so viel (1,8 Kilogramm). Bei einem gut trainierten Langstreckenläufer oder Radrennfahrer (etwa ein Liter Herzvolumen) brächte die betongefüllte Pumpe sogar rund 2,4 Kilo auf die Waage.

Doch Wolfgang Ambros ist Sänger, kein Materialwissenschaftler – man sehe ihm seine Übertreibung also nach. Und schwer kann sich ein Herz in der Tat auch dann anfühlen, wenn es bloß Blut enthält. Aber wieso?

Hier kommen Gefühle ins Spiel – genauer gesagt: Trauer und Schwermut (!) bis hin zu erheblicher Niedergedrücktheit im Sinne eines ernsten Leidens. »Zwischen Depressionen und Herzleiden besteht ein großer Zusammenhang – beides kann man nicht getrennt sehen«, sagt Georg Titscher. Depressive klagten vor allem über herzbezogene Körperbeschwerden, zum Beispiel ein drückendes Schweregefühl im Brustkorb. Außerdem seien Depressionen »ein unabhängiger Risikofaktor für die koronare Herzkrankheit« – nicht nur das häufigste Herzleiden in westlich geprägten Industrieländern, sondern auch jene Krankheit, welche dort die meisten Menschen dahinrafft.

Entscheidender Wirkfaktor der koronaren Herzkrankheit sind mehr oder minder verstopfte (»verkalkte«) Herzkranzgefäße, die den Herzmuskel nicht mehr ausreichend mit sauerstoffreichem Blut versorgen können. Auch geht dieses Herzleiden über Jahre hinweg mit einem deutlich zu hohen Blutdruck einher. Zudem schlägt das Herz häufig etwas schneller als bei Gesunden. Schuld daran ist der Sympathikotonus – salopp gesagt: ein überaktives Alarmsystem im Körper, das Betroffene ohne äußeren Grund erregt sein lässt.

Und das kommt so: Sympathikus und Parasympathikus sind Teile des sogenannten vegetativen Nervensystems und stehen als Gegenspieler in einem komplizierten Verhältnis zueinander. Das vegetative Nervensystem vermittelt von selbst ablaufende Regulationsvorgänge im Körper, arbeitet also automatisch – anders als Nerven, die wir über Hirnbefehle nach Belieben erregen können, wenn sich beispielsweise unsere Arme heben sollen. Bei Menschen mit einem ständig erhöhten Sympathikotonus »ist das vegetative Nervensystem zu sehr auf der Sympathikus-Seite, also nicht mehr im Gleichgewicht«, erläutert Titscher das Problem.

Während der beruhigende Parasympathikus für Erholung und Entspannung sorgt, kurbelt der aktivierende Sympathikus auf Stressreize hin alle Notfallfunktionen des Körpers an, sodass der Organismus sämtliche Kräfte mobilisiert, um Angriffe abzuwehren oder sich aus dem Staub zu machen. Dazu steigen Puls und Blutdruck. »Bei depressiven Menschen überwiegt ebenfalls die Sympathikus-Seite; Depressionen bedeuten Stress für den Organismus«, fügt Titscher hinzu. In der Brust mache sich das als Schweregefühl bemerkbar, das wegen der Nähe zum Herzen »dorthin projiziert« werde – »natürlich auch, weil das Herz als Ort der Gefühle gilt«. Auch verspannte Atemmuskeln können hier eine Rolle spielen.

Fleißige Pumpe

Wenn das rund ein Drittel Kilo schwere Herz eines – eher untrainierten – Mannes durchschnittlich 80-mal pro Minute schlägt, pumpt es dabei sämtliche sechs Liter Blut einmal komplett durch die Blutgefäße, 75 Milliliter pro Schlag. Jeden Tag wälzt dieses Herz etwa 8.640 Liter um, im Jahr also 3,15 Millionen Liter – genug, um ein 40 Meter langes, 20 Meter breites und 4 Meter tiefes Schwimmbecken fast komplett zu füllen. Die tatsächliche Menge schwankt von Mensch zu Mensch, und auch bei demselben Menschen hängt sie von mehreren Einflussgrößen ab – etwa der körperlichen Betätigung am betreffenden Tag.

Bei Druckgefühlen in der Brust gilt es in jedem Fall sauber zu unterscheiden: »Wer wirklich eine koronare Herzkrankheit hat, der spürt bei Engegefühlen oder Stichen in der Brust tatsächlich eine Sauerstoff-Mangelversorgung im Herzen«, betont der Herz-Experte Jochen Jordan. Bei einem Herzgesunden rührten die Beschwerden jedoch eher von nervös bedingten Reaktionen der Rippenmuskulatur her, die Empfindungen würden lediglich in die Herzgegend verlegt. Der Herzmuskel selbst melde sich nämlich nur mit Schmerzen, wenn er deutlich zu wenig Sauerstoff bekommt. Denn während die Herzadern keine Nerven besitzen, ist der Herzmuskel über solche mit seinem Umfeld verbunden.

Deshalb können Träger eines eingepflanzten Herzens einen etwaigen späteren Infarkt gar nicht spüren. Falls sie ihn überleben, entdecken Ärzte ihn nur zufällig bei einer späteren Kontrolluntersuchung. Sehr wohl aber beschleunigt sich auch bei freudig erregten Menschen mit fremdem Herzen der Puls, weil Auslöser dafür Hormone sind, die über den Blutstrom herangeführt werden.

Depressive Menschen erkranken nicht nur häufiger an der koronaren Herzkrankheit, sondern erleiden auch deutlich öfter einen Herzinfarkt – und sie sterben mit größerer Wahrscheinlichkeit daran: Ihr Risiko, die ersten 12 bis 18 Monate nach dem Infarkt nicht zu überleben, ist gegenüber Herzpatienten ohne Depression – je nach Studie – zwei- bis viermal so hoch, wobei Männer gefährdeter erscheinen als Frauen. Bloß warum?

Nach Meinung des Freiburger Internisten und Psychiaters Joachim Bauer »offenbaren Männer beim Auftreten einer Depression ihre emotionale Qual deutlich seltener gegenüber Angehörigen oder Ärzten und holen sich aufgrund dessen auch weniger zwischenmenschliche Unterstützung« – obwohl dies die Depression mildern könne. Und noch etwas hat der Leiter der psychosomatischen Ambulanz an der Freiburger Uni-Klinik über Jahre hinweg erfahren müssen: »wie sehr Männer eine depressive Stimmung als Makel oder Schande empfanden«. Vor allem jene, »denen man als Knaben beigebracht hat, ›zäh wie Leder‹, ›flink wie ein Windhund‹ und ›hart wie Kruppstahl‹ zu sein, ertragen ihre Depression eher bis zum Suizid – oder eben bis zum Herztod –, als dass sie sich einem Arzt offenbaren und von einem Psychotherapeuten helfen lassen würden«.[8] Dass es bald aus natürlichen Gründen keine solchen Männer mehr geben wird, oder zumindest keine aus der düsteren Kruppstahl- und Windhund-Zeit, ist kein rechter Trost.

Wenn es einem das Herz zerreißt

Joseph von Eichendorff (1788 – 1857) hat es selbst erleben müssen: Nachdem er seine Jugendliebe untergehakt am Arm eines »schönen Herrn« – vermutlich eines Herzensbrechers – hatte sehen müssen, reimte er voller Trauer: »Und es endet Tag und Scherzen, durch die Gassen pfeift der Wind – keiner weiß, wie unsre Herzen tief von Schmerz zerrissen sind.«

Der Arme war tief ins Herz getroffen, überlebte den herzzerreißenden Anblick aber immerhin. Das ist auch kein allzu großes Wunder, denn aus pathologischer Sicht hatte der Dichter stark übertrieben – ein klarer Fall von poetischer Freiheit. Doch so weit hergeholt ist das Bild des zerstörten Herzens nun auch wieder nicht. Denn manchmal nimmt unser liebster Muskel wirklich ernsten Schaden durch Seelenpein.

Joachim Bauer erinnert sich besonders an den Fall eines Herzinfarkt-Patienten, der »auf sehr demütigende Weise« erfuhr, dass er einen Nebenbuhler hatte. »Schmerz, Enttäuschung und Ärger konnten ihm wirklich das Herz brechen«, sagt Bauer. Er trennte sich später von seiner Frau, doch auf den Tag genau ein Jahr, nachdem er von dem Liebhaber erfahren hatte, erlitt der Mann einen Hinterwand-Infarkt. Obwohl der Patient schon länger mit einigen weiteren Infarkt-Risiken lebte, sei dies »kein Zufall gewesen«, urteilt der Spezialist für psychosomatische Leiden. Allerdings könne die Seele einen solchen Infarkt nicht von alleine verursachen.

Und natürlich ist das Bild des brechenden Herzens schief. Infarkte zerreißen das Herz schließlich nicht, sie lassen eher Teile davon absterben, weil verstopfte Gefäße den Herzmuskel nicht mehr ausreichend ernähren können. Doch auch Entzündungen dort, wo ein Herzgefäß durch abgelagerte Stoffe verengt ist, können einen Infarkt auslösen.

Ihnen kann ausgerechnet Cortisol entgegenwirken. Gebildet wird das Stresshormon in der Nebennierenrinde – auf Kommando von ganz oben. Unter Stress schüttet nämlich der

Hypothalamus, die Steuerzentrale des vegetativen Nervensystems im Zwischenhirn, vermehrt den Signalstoff ACTH (Adrenokortikotropes Hormon) aus, der vom Blut an die Nebennierenrinde geschwemmt wird und diese veranlasst, ihrerseits verstärkt Cortisol ins Blut abzugeben – vorwiegend am Ende der Nacht, kurz vor dem Aufwachen. Sofort herrscht Aufruhr im Organismus.

Zwar kann Cortisol Gefäßentzündungen im Herzen lindern oder gar unterdrücken, solange ein Mensch noch gegen eine Belastung anzukämpfen vermag. Doch wenn lange anhaltender Stress uns schließlich erschöpft, fällt der Cortisol-Spiegel im Blut, woraufhin niedergehaltene Entzündungen neu aufzulodern drohen.

Das Zerreißen des Herzens darf man also in der Tat nicht allzu wörtlich nehmen – vermutlich ist damit eher die große Angst Trauernder oder von Liebeskummer Geplagter zu verstehen, das Herz *drohe* demnächst zu zerreißen.

Sie hat ein Herz aus Stein

Dass ein Herz sich schwer wie Stein oder Beton anfühlen kann, haben wir bereits erfahren – weiter oben wie auch vermutlich im Leben. Doch kann ein Herz »aus Stein sein«? Oder hart wie angeblich bei hartherzigen Menschen – im Gegensatz zu solchen mit weichem Herz?

Hier sieht Georg Titscher sehr wohl eine körperliche Parallele. Denn die koronare Herzkrankheit sei »im eigentlichen Sinne eine Herzverhärtung, zumindest eine der Gefäße, nämlich durch Verkalkung«. Freilich verengen sich die Herzkranzgefäße allenfalls unwesentlich durch Kalk (Kalziumcarbonat), sondern hauptsächlich durch Ablagerungen aus diversen Salzen, Fettbestandteilen, Eiweißstoffen und winzigen Blutgerinnseln an der Innenwand der Gefäße. Dadurch büßen diese an Elastizität ein, werden also starrer als gesunde Adern – gewissermaßen härter.

»Menschen, die nicht auf ihre Gefühle achten oder diese nicht zulassen, neigen eher als Gefühlsmenschen zu einem Herz aus Stein, also einer koronaren Herzkrankheit«, befindet Titscher, was freilich »sehr plakativ und vereinfacht ausgedrückt« sei.

Aber falsch ist es ganz und gar nicht: Ein seelischer Hauptfaktor für viele Herzleiden sei nun mal »Stress in jeder Form«, urteilt der Psychokardiologe Jochen Jordan. Unter den Oberbegriff fassen könne man, »wenn jemand grundsätzlich sehr ehrgeizig ist, sich über Jahre hin überfordert, an der Leistungsgrenze arbeitet und in der Freizeit noch einem Verein vorsteht. Oder auch, wenn jemand perfektionistisch ist und alles selbst machen möchte, weil er – oder sie – anderen Menschen nichts zutraut.« Nicht umsonst nennt Michael Wirsching, Leiter der Abteilung für Psychosomatische Medizin und Psychotherapie an der Freiburger Uni-Klinik, als besonders bedeutsame Wirkfaktoren eines psychosomatisch mitverursachten Herzleidens »Hetze, Ungeduld und aggressives Rivalisieren«.[9]

Wie sehr gerade eine feindselige Einstellung und tiefwurzelndes Misstrauen aufs Herz schlagen können, ist in medizinischen Untersuchungen eindrucksvoll gezeigt worden. Eine dänische Studie im Jahr 1995 mit 730 Teilnehmern ergab, dass feindselig eingestellte Testpersonen eher zu einem Herzinfarkt neigen und früher sterben als freundlicher gesonnene. Diese Tendenz konnte auch eine 2001 veröffentlichte Analyse aus der ostfinnischen Stadt Kuopio und ihrem Umland bestätigen, wo vergleichsweise viele Menschen an Herzleiden erkranken. Dort verfolgten Mediziner die Geschicke von 2.682 Männern, die während der Datenerhebung (1984 – 1989) als gesund gelten durften und seinerzeit 42 bis 60 Jahre alt waren. In den darauffolgenden Jahren jedoch zeigte sich, dass die Testteilnehmer mit einer ausgesprochen feindseligen Lebenseinstellung doppelt so oft an einer Herzkrankheit starben wie meist freundliche Probanden.

Diesen Zusammenhang haben später weitere Untersuchungen bestätigen können, so etwa die US-Studie »Multiple Risk Factor Intervention Trial« im Jahr 2004[10] sowie eine 2010 veröffentliche Untersuchung an über 5.600 Dorfbewohnern der italienischen Insel Sardinien. Ihr zufolge neigen aggressive, aufbrausende Männer und Frauen um 40 Prozent häufiger zu verengten Halsarterien als umgängliche Zeitgenossen: »Menschen, die mit anderen konkurrieren und oft nur für ihre eigenen Interessen kämpfen, haben verdickte Gefäßwände und damit ein höheres Risiko für Herz-Kreislauf-Leiden«, sagt die Studienleiterin Angelina Sutin vom Nationalen Alternsforschungsinstitut der USA (NIA).[11]

Dass der Umgang mit Ärger ein wesentlicher psychischer Faktor für Herzprobleme ist, wusste schon der schottische Chirurg und Anatom John Hunter (1728 – 1793), laut einer Aufschrift auf seinem Grabstein der »Begründer der wissenschaftlichen Chirurgie«. Er regte sich selbst leicht auf und stellte fest, dass seine Herzanfälle oft auf seine Wutausbrüche folgten. »Mein Leben hängt von der Gnade des erstbesten Schufts ab, der sich entschließt, mich zu verärgern«, sagte Hunter sich selbst bissig voraus. Und so kam es auch bald: Sekunden nach einem Streit im Londoner St. George's Hospital, wo Hunter an einer Sitzung teilgenommen hatte, brach der Arzt tot zusammen.

Menschen, die sich selbst in eher unwichtigen Situationen immer wieder aufregen, tun ihrem Herzen also nichts Gutes. Denn jedes Mal wird bei Ärger viel Adrenalin ins Blut ausgeschüttet, »das aber nicht abgebaut wird – es sei denn, man würde viel Sport treiben oder sich direkt nach der Ärger-Attacke körperlich anstrengen, etwa durch das sprichwörtliche Holzhacken«, sagt der Bad Nauheimer Psychologe Jordan.

Wer hingegen nie zur Ruhe kommt und dauernd wie unter Strom steht, schwächt nicht nur sein Immunsystem, sondern begünstigt auch Arteriosklerose, eine Verhärtung des Adergewebes – bildlich gesprochen: des Herzens. »Auf Dauer unter hohem Adrenalinspiegel zu leben, ist also sehr gefährlich«, warnt der Psychosomatik-Experte.

Wer etwas dagegen tun möchte, muss sich nicht gleich als Mensch völlig verändern, sollte aber »wenigstens täglich eine Dreiviertelstunde schnell gehen oder Fahrrad fahren, um das Adrenalin auszuschwemmen – was die meisten aber leider nicht tun«, bedauert Jordan den Hang selbst kranker Menschen zur Bequemlichkeit.

Ein Herz, das bis zum Halse schlägt

Solange wir leben, tut sich das Herz zum Glück äußerst schwer damit, die Klappe zu halten – oder vielmehr: die Herzklappen. Vier dieser Ventile sorgen dafür, dass unser Blut stets in dieselbe Richtung fließt. »Beim Schließen der Herzklappen entsteht ein Geräusch, das man normalerweise nicht hören kann, weil es zu leise ist«, sagt Friedrich-Christian Rieß, Chefarzt der Herzchirurgie im Hamburger Albertinen-Krankenhaus.[12]

Wenn wir jedoch erschrecken oder uns ängstigen, schüttet die Nebennierenrinde Adrenalin und Noradrenalin aus – mit der Folge, dass unser Herz schneller und kräftiger schlägt. Dann meinen wir, es schlüge uns bis zum Hals. In Wahrheit reicht der Puls zum Glück noch höher hinauf, was wir bei sehr großer Anstrengung auch als Klopfen im Schädel spüren können. Was dort pocht, sind natürlich die Schlagadern, die unser Hirn durch den Hals mit Blut versorgen – und sie tun das umso kräftiger, je rascher unser Puls geht. So auch dann, wenn wir uns verlieben und ein Mann oder eine Frau unser Herz höher schlagen lassen – genau genommen natürlich heftiger.

»Wenn das Herz bei Aufregung schneller schlägt, ist dies zwar unangenehm, aber ein gutes Zeichen dafür, dass unser Herz variabel reagieren kann«, sagt der Freiburger Mediziner Joachim Bauer. Ein starres, unflexibles Herz könne das nicht mehr. Neuere Forschungen zeigen, »dass sich das Risiko für Herzerkrankungen und den Herztod erhöht, wenn die

Herzschlag-Frequenz, also der Puls, nicht mehr ausreichend schwanken kann«, fügt Bauer hinzu. Deshalb könne es gefährlich werden, wenn das Herz träge wird und »seine Fähigkeit eingebüßt hat, auf wechselnde körperliche oder seelische Belastungen flexibel zu reagieren«.

Dies ist auch bei Depressiven der Fall und ein wesentlicher Grund für deren höheres Risiko, an koronarer Herzkrankheit und Herzinfarkt zu erkranken. Die Depression »engt die Schwankungsbreite des Pulses ein und zwingt das Herz in eine leicht erhöhte, dabei aber starr eingestellte Herzschlagfrequenz«, befindet Bauer. Deshalb könne das Herz sich weder an vermehrte Belastungen noch an Ruhephasen anpassen – ein nicht selten tödliches Unvermögen.[13]

Warum das Herz vor Freude hüpft

Wenn Kinder fröhlich hüpfen können, um die aufwallende Energie abzubauen, dann wird es das Herz unter dem Andrang freudiger Erregung wohl auch vermögen – könnte man zumindest denken. Doch auf Bocksprünge muss es mangels eigener Beinmuskeln leider verzichten.

Woher aber kommt der Eindruck, das Herz springe einem bisweilen lustig im Brustkasten umher? Die Blutpumpe sei »zwar ein toller Motor, aber auch ziemlich einfach gesteuert«, sagt Jochen Jordan, »denn sie kann eigentlich nur auf zweierlei Weise auf Außenreize reagieren: erstens schneller und zweitens kräftiger schlagen.«

Doch das reicht, um uns Signale zu geben, zum Beispiel über den Rhythmus, »indem es stolpert oder verrückt spielt und rast«, fügt der Psychokardiologe hinzu. Hüpfen könne es bei Freude quasi auch, »indem es extra Schläge macht oder mal einen Schlag aussetzt«. Doch das seien »harmlose Rhythmusstörungen«. Von ihnen kann man nicht genug bekommen.

Bisweilen pocht das Herz aber nicht nur schneller und kräftiger, wenn wir uns wahnsinnig freuen oder abgrundtief fürchten; es rutscht einem auch scheinbar in die Hose. Das ist eine seltsame Vorstellung, aber wohl genau das Gefühl, dass Hermann Göring (1893 – 1946) beschlich, wann immer er auf Adolf Hitler traf: »Jedes Mal, wenn ich ihm gegenüberstehe, fällt mir das Herz in die Hosen«, bekannte der mit Ämtern im NS-Staat überhäufte Oberbefehlshaber der Reichsluftwaffe gegenüber Hjalmar Schacht, von 1934 – 37 Reichswirtschaftsminister.[14]

Das Sprachbild bezeichne einen Menschen, der »erstens Angst hat und außerdem nicht mutig ist«, sagt Georg Titscher. Wenn sich das Herz scheinbar auf den Weg abwärts mache, sei nicht etwa das Organ gemeint. Das Herz eines Geängstigten verändere keineswegs seine Position im Körper.

Vielmehr sei das Schlagwerk im Brustkasten »mythologisch ein Ort der Kraft«. Nicht umsonst hätten die südamerikanischen Azteken bei Opferritualen das Herz besonders mächtiger Kampfgegner gegessen, »um sich die Kraft des Feindes zu verschaffen«. Obendrein weisen einige Redensarten oder Begriffe darauf hin, dass der Mut eines Menschen im Herzen sitzt und dort auf seinen Einsatz lauert: *Fass dir ein Herz*, heißt es zum Beispiel, woraufhin der Angesprochene hoffentlich *beherzt* handeln kann – es sei denn, er ist *hasenherzig*, also ein Wesen der Flucht.

Insofern also sinkt nicht das Herz hinab in die Hose, sondern der Mut – was sich physiologisch dadurch äußern kann, dass erregte Nerven im Bauchraum ein flaues Gefühl verursachen. Und am Magen vorbei müsste das Herz unweigerlich, sollte es sich in die Hose flüchten wollen.

Georg Titscher kann sich aber auch vorstellen, dass das Herz als Kraftquelle in die Hose rutschen könnte, »weil darin auch die Beine stecken, und diese bekommen vom Herz die

Lebenskraft, damit man davonrennen kann«. Das klinge zwar »weit hergeholt, sei aber symbolisch gesehen sinnvoll«.

Korrekt am rechten Fleck

Wer sein Herz dort trägt, hat keinen Geburtsfehler. »Rechts« kommt vom lateinischen Wort »rectus«, was so viel wie »richtig« oder »recht« bedeutet. Auch ein Mensch mit rechtem Herzen trägt dieses links, an der kor*rekt*en (!) Stelle. Das Herz auf dem linken Fleck zu haben, klänge überdies gar nicht gut, da »links« negativ besetzt ist – etwa in den Aussagen: »Der Kerl ist link«, »Sie hat mich gelinkt« oder »Der bewegt sich aber linkisch«, also ungeschickt. Man muss kein Wähler konservativer Parteien sein, um diese Botschaften richtig zu verstehen.

Seltsam bloß, dass der gekreuzigte Jesus am Kruzifix seine Lanzen-Stichwunde rechts trägt. Ein römischer Legionär hatte den Gekreuzigten in die Seite gestochen, obwohl davon auszugehen war, dass Jesus bereits tot war – zumindest berichtet es so das Johannes-Evangelium der Bibel. Nach dieser Quelle flossen bei Jesus auf den Stich hin sofort »Blut und Wasser« aus der Wunde, was auf vielen Kirchen-Kruzifixen auch zu sehen ist. »Nach derzeitiger Lehrmeinung ist bei dem Kreuzestod Jesu davon auszugehen, dass sich Ergüsse in den Brusthöhlen gebildet hatten, die das Ablaufen von Wasser und Blut aus dem Lanzenstich erklären«, sagt der Rechtsmediziner Christian Schyma von der Universität Bonn. Solche Ergüsse bestünden »überwiegend aus Wasser, weshalb sie klar und hell sind«, und enthielten nur wenig Eiweiß. »Die Beschaffenheit des Blutes kann von dünnflüssig bis locker geronnen reichen«, fügt der Privatdozent hinzu. Auch enthalte das bei kürzlich Gestorbenen noch ausfließende Blut sogenannte Speckhautgerinnsel (Cruor phlogisticus), »die einen gelblich-weißlichen und einen dunklen Anteil aufweisen«. Diese glasigen Leichengerinnsel bestehen größtenteils aus weißen Blutkörperchen und Blutplättchen und haften – anders als Blutgerinnsel bei Lebenden – nicht an der Gefäßwand.

Mit vollem Herzen bei der Sache

Nicht nur ein Trauerfall, auch der Sportkonsum vorm Fernseher kann einem sehr zu Herzen gehen. Während der Weltmeisterschaft 2010 in Südafrika konnte die gemeinnützige Stiftung Gesundheit in Hamburg fast eine Verdopplung von Anfragern verzeichnen, die bei der von ihr getragenen Arzt-Auskunft Kontakt zu Herz-Spezialisten suchten – kostenlos am Telefon oder per Internet.

Fußball ist offenbar für viele Menschen eine Herzenssache: In der Zeit vom WM-Eröffnungsspiel bis zum Tag nach dem Sieg der deutschen Nationalmannschaft gegen England (also vom 11. bis zum 28. Juni 2010) gingen 515 Anfragen zu Herzspezialisten bei der Arzt-Auskunft ein – vor allem zu den Themen »Herzrhythmus-Störung«, »Herzschrittmacher« und »Herz allgemein«. Im Vergleichszeitraum des Vormonats Mai waren es 292 Anrufe gewesen, mithin 44 Prozent weniger. Auch die Zahl der Anfrager zu Bluthochdruck stieg im betreffenden Zeitraum von 62 auf 83. »Bei so manchem Spiel kann der Puls schon mal nach oben gehen«, tat Peter Müller, der Vorstandsvorsitzende der Stiftung, gegenüber der Öffentlichkeit kund und fügte einen erhellenden Rat hinzu: Bei »gravierenden akuten Beschwerden« solle man, je nach Sachlage, lieber den Notruf 112 wählen – oder die Rufnummer des Bundestrainers.[15] Joachim Löw würde sich sicher bedanken.

2. **BLUT** mal in Wallung, mal gefroren

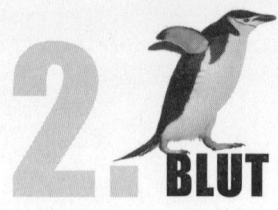

Wenige Wörter erregen so viel Aufmerksamkeit wie »Blut«. Schriftsteller und Drehbuchschreiber wissen das, und so ist die Vielzahl einschlägiger Titel kein Wunder – von Stephen Kings »Blut« über Kim Harrisons Bücher »Blutspur«, »Blutjagd« und »Blutspiel« bis hin zum Psycho-Thriller »Das Schwarze Blut« von Jean-Christophe Grangé. Blut sei halt ein »ganz besonderer Saft«, ließ schon Goethe seinen Mephisto behaupten, als dieser den Gelehrten Faust aufforderte, ihren teuflischen Pakt »mit einem Tröpfchen Blut« zu unterzeichnen. Schnöde Tinte kann hier nicht mithalten

Wie lebenswichtig Blut für den Menschen ist, haben hohe Blutverluste auf dem Schlachtfeld seit Jahrtausenden drastisch vor Augen geführt. »Wenn der Mensch verblutete, hauchte er in wenigen Minuten sein Leben aus. Mit dem ›Lebenssaft‹ verließ das Leben den Körper«, schreibt der Naturheilkundler und Chemiker Gerhard Orth in seinem Buch »Lebenssaft reines Blut«.

Kein Wunder also, dass die Menschen bereits früh versuchten, sich mit dem Blut ihrer Gegner auch deren Kraft einzuverleiben – notfalls auch den Lebenssaft verehrter Tiere. »Schon die Germanen sollen das noch warme Blut von erlegten Bären, Wölfen und Rindern getrunken haben, um sich deren Eigenschaften anzueignen«, berichtet der Stoffwechsel-Physiologe Roland Prinzinger von der Universität Frankfurt. Die »Vorstellung vom Blut als Sitz der Seele« finde sich sogar bereits im altbabylonischen und ägyptischen Gedankengut.[16]

Um besser zu verstehen, warum das Blut auch unsere Sprache rötet, bedarf es eines kurzen Rückblicks in die Medizinge-schichte. Seit jeher haben Gelehrte zu begreifen versucht, wozu die metallisch schmeckende Flüssigkeit in den Adern gut sein könnte – und dabei kam viel Fantasie ins Spiel. »Das Blut ist einer der vier Kardinalsäfte im Sinne der antiken Vier-Säfte-Lehre«, sagt Volker Hess, Direktor des Instituts für Geschichte der Medizin an der Berliner Charité. Nach dieser medizinisch längst überholten Vorstellung, der sogenannten Humoralpa-thologie, verfügt ein gesunder Mensch über ein ausgewogenes Verhältnis zwischen den Säften Schleim, Blut und Galle, wobei letztere im Körper angeblich in gelber und schwarzer Variante wabert.

Die Vier-Säfte-Lehre war vor allem im Mittelalter ein zent-raler Pfeiler der Medizin und hatte noch entscheidenden Ein-fluss auf die Heiler der Neuzeit. Sie geht zurück auf Galenius, auch Galen genannt. Der griechische Arzt und Anatom wurde um das Jahr 129 nach Christus in Pergamon geboren und starb um 216 in Rom.

Der schon in der Antike vor über zweitausend Jahren ver-breitete Aderlass setzte hier an. »Mit ihm wollte man ein Zu-viel an Blut im Körper beseitigen und das Gleichgewicht der Säfte wiederherstellen«, erklärt Volker Hess den Therapiean-satz. Bis ins 19. Jahrhundert ließen Mediziner Kranke zur Ader. Daran konnte auch die Entdeckung des Blutkreislaufs durch den englischen Arzt William Harvey (1578 – 1657) lange we-nig ändern.

Zutreffende Vorstellungen über die Blutherkunft im Kör-per haben sich erst allmählich herausgebildet. »Noch um 1600 nahmen die einfachen Menschen, aber auch die Ärzte, an, dass unsere Nahrung zuerst im Magen und dann in der Leber ver-daut wird und dass dort, in der Leber, das Blut entsteht«, sagt Michael Stolberg, der an der Universität Würzburg das Institut für Geschichte der Medizin leitet. Konsequenterweise konn-ten dieser Vorstellung nach Blutverluste ersetzt werden, indem man aß oder trank – am besten roten Wein, der als besonders stärkend galt. »Bis ins 19. Jahrhundert hinein gaben viele Ärzte ihren Patienten nach der Operation mit starken Blutverlusten Rotwein zu trinken«, weiß Stolberg zu berichten.

Ließen Ärzte oder Chirurgen die Kranken zur Ader, untersuchten sie routinemäßig das aus den Venen abgelassene Blut; neben der Harnschau war diese Blutschau ein wichtiges Diagnoseverfahren. Wenn das Blut gerann und sich dunkel färbte, kam es dabei leicht zu Fehlschlüssen. »Das Blut galt dann als schwarz und verbrannt, eine Folge zu großer Hitze im Körper, etwa durch Fieber«, sagt Stolberg. Dazu passte, dass der Körper als eine Art Ofen angesehen wurde, der die Nahrung quasi verkochte und in dem es bei Überhitze leicht zu solchen Blutbränden kommen konnte. Verletzte sich ein Mensch und blutete, verflüchtigten sich nach damaliger Vorstellung aus den offenen Gefäßen auch die Lebensgeister.

Auch heute noch begegnen wir unserem Blut teils irrational. Entnimmt der Arzt Blut, wenden viele Menschen lieber den Blick ab. Fließendes Blut weckt Ängste, da heftiger Blutverlust das Leben bedroht. Seine alarmierende Farbe erhält der Saft in unseren Adern durch das sogenannte »Häm b«, einen eisenhaltigen Bestandteil des Hämoglobins, der Sauerstoff binden kann. Durchschnittlich fünf Liter Blut kreisen in den Adern von Frauen, etwa sechs in jenen der Männer – einem feinst verzweigten Geflecht mit einer Gesamtlänge von vielen Tausend Kilometern.

Nüchtern betrachtet, »ist Blut ein Transportmittel, das Adernetz ein Kanalsystem«, sagt Christian Peschel, der am Klinikum rechts der Isar in München die Klinik für Hämatologie (Blutkrankheitslehre) und internistische Onkologie (Krebskunde) leitet. Im Blut werden Zellen, Botenstoffe und Hormone – so zum Beispiel Stress- oder Sexualhormone – dorthin befördert, wo sie ihre Wirkung entfalten sollen. »Eine metaphysische Bedeutung hat das Blut überhaupt nicht«, meint der Mediziner. Mag sein, doch hat Blut vor allem Fantasiebegabte seit Urzeiten zu wildesten Spekulationen verführt

– und die meisten Menschen im Guten wie im Schlechten fasziniert.

Literweise flüssiges Gefühl

Es überrascht also nicht, dass sich in unserer Sprache etliche Redewendungen und Ausdrücke entwickelt und gehalten haben, die dem roten Saft bemerkenswerte Eigenschaften nachsagen. Besonders interessant ist die Verbindung von Blut und Gefühl; der rote Saft wird zum Träger extremer Emotionen. Angesichts des darin mitschwimmenden Cocktails aus Cortisol, Adrenalin und anderen gefühlssteuernden Hormonen ist diese Sichtweise gar nicht einmal falsch – hier war der Volksmund schon vor Jahrhunderten erstaunlich hellsichtig.

Von *heißblütigen* Spanierinnen und *kaltblütigen* Mördern hat jeder schon einmal gehört; ein heißblütiger Killer hingegen erschiene sonderbar, da Angehörige dieses Berufzweiges eher berechnend als hitzig vorgehen. Ein Auftragsmörder sollte vielmehr ausgesprochen gut *ruhig Blut bewahren* können; er hat seine Gefühle unter Kontrolle – im Unterschied zu seinem Opfer, dem das *Blut in den Adern gefriert*, und zwar selbst in der Mittagshitze der Sahara.

Ein Totschläger hingegen handelt im Affekt, also hitzig. Ihm ist das *Blut zu Kopf gestiegen*, die Wut hat die Gefäße geweitet, sodass sein Gesicht sich rötet. Sein Blut ist in Wallung, vielleicht weil ihm jemand *böses Blut* gemacht oder ihn *bis aufs Blut gereizt* hat. Nach seiner Tat *klebt oft Blut an den Händen* des Schlägers – auch das dürfte ihn von einem Handschuh tragenden Killer unterscheiden. Dieser wird unter Umständen von jemandem beauftragt, der *bis aufs Blut ausgesaugt* worden ist. Derartige Blutgier kann also ungesund sein, doch wer erst einmal *Blut geleckt* hat, kann nur noch schwer von seinem Opfer ablassen – ganz wie ein jagender Bluthund, den Jäger in ihrem sonderbaren Fachjargon allerdings Schweißhund nennen.

Auch als Speicherort von Fertigkeiten und Neigungen hat sich das Blut in der Sprache niedergeschlagen. Eine häufig wiederholte Handlung *geht ins Blut über*. Eine *Neigung liegt einem im Blut*. Wer sich mit voller Kraft und all seinen Fähigkeiten für einen Sache oder ein Werkstück einsetzt, vergießt bei der Arbeit *Herzblut* – einen ganz besonderen Saft.

Menschen, die Kinder in die Welt setzen, sehen in diesen *ihr eigen Fleisch und Blut*. Zunächst ist der Nachwuchs noch *blutjung*. Das hat seine Vorteile, ist aus medizinischer Sicht aber großer Unsinn.

Junges Blut in alten Schläuchen

Verkündet ein Firmenvorstand, der in die Jahre gekommenen Belegschaft könne »ein wenig junges Blut nicht schaden«, dann meint er damit neue und vor allem vergleichsweise junge Mitarbeiter (mitunter auch speziell Mitarbeiterinnen, aber das ist ein anderes Thema). Indem die Personalabteilung verstärkt junge Menschen einstellt, verpasst sie dem Unternehmen eine Art Frischzellen-Kur – wobei diese freilich nicht aus Gewebe- oder Organteilchen ungeborener oder sehr junger Lämmer und Kälber stammt wie bei der echten Therapie. Um ein Vorgehen gegen Alterung handelt es sich indes in beiden Fällen.

Versuchte jedoch ein Arzt einem Patienten weiszumachen, mit »jungem Blut« könne er den Inhalt von dessen Gefäßnetz erneuern, würde er sich als Scharlatan entlarven. Der Grund ist simpel: »Altes Blut gibt es nicht – ebenso wenig wie junges«, befindet der Hämatologe Christian Peschel. »Was man im Blut messen kann, unterscheidet sich bei jungen und alten Menschen prinzipiell nicht.«

Jeder Mensch produziert am Tag etwa 10 hoch 11 – also hundert Milliarden – neue Blutzellen, nur um das Fließgleichgewicht der zirkulierenden Blutzellen zu erhalten. »So viele müssen dann natürlich auch wieder zugrunde gehen«, merkt

Peschel an. Die roten Blutzellen kreisen 100 bis 120 Tage lang im Blut, die weißen (Granulozyten) leben nur ganz kurz, und auch die Blutplättchen (Thrombozyten) müssen nach etwa einer Woche ersetzt werden.

Die Fähigkeit des Knochenmarks, Blut neu zu bilden, bleibt bis ins hohe Alter bestehen. »Das Blut eines gesunden 70-Jährigen funktioniert also gleich gut und ist genauso frisch wie das eines jungen Menschen«, sagt der aus Österreich stammende Mediziner. Die Blutstammzellen, aus denen die Blutzellen ständig nachwachsen und die man transplantieren kann, blieben wie alle Stammzellen dauerhaft jung. Deshalb gebe es »prinzipiell auch kein Höchstalter für einen Stammzellspender«, sofern jemand fit genug für den Eingriff ist. Neues Blut aus alten Schläuchen ist demnach überhaupt kein Problem – ebenso wenig wie solches aus altem Knochenmark.

Von Blaublütigen und vornehm Blassen

Adlige mögen anderen Menschen einiges voraus haben, so zum Beispiel immense Heizkosten in ihren Schlössern. Doch ihr Blut ist nicht und war nie blau – da irrten schon die Mauren (die »Dunkelhäutigen«), als sie vor genau 1.300 Jahren, nämlich 711 n. Chr., Spanien eroberten und sich über die bläulich schimmernden Venen der westgotisch-spanischen Aristokratie wunderten. Indem die feinen Adelsdamen auch in späteren Jahrhunderten direktes Sonnenlicht mieden und notfalls filigrane Sonnenschirmchen aufspannten, bewahrten sie sich die sprichwörtliche *vornehme Blässe* – vor allem im Gesicht und im Halsausschnitt von Blusen und Kleidern. Was für ein kultureller Wandel: Während noch im 19. Jahrhundert ein blasses Antlitz »als edel und adelig« galt, erscheine es heute trotz Hautkrebs-Risikos »tendenziell als krank oder unsportlich«, meint die Germanistin und Kulturwissenschaftlerin Claudia Benthien von der Universität Hamburg, die sich intensiv mit der Geschichte des Körpers und seiner Wahrnehmung beschäftigt hat – in einem reizvollen Buch sogar ausschließlich mit der Haut des Menschen.[17]

Eine blasse Leibeshülle lässt das Geflecht der Venen an den Armen oder an den Schläfen besonders gut durchscheinen – anders als bei den gebräunten Bauersleuten. Das einfache Volk musste sein meist karges Brot auf Äckern und Feldern oder bei der Waldarbeit verdienen, jedenfalls unter freiem Himmel und somit häufig in mehr oder minder praller Sonne – wobei auch schon das Licht, das durch eine mäßige Wolkendecke dringt, im Sommer die unbedeckte Haut tüchtig tönen, bisweilen sogar schmerzhaft röten kann.

Dass die Adern hellhäutiger Menschen bläulich erscheinen statt rot, hängt zunächst einmal mit der Lichtreflexion der Haut zusammen. Das für uns sichtbare Licht hat Wellenlängen etwa im Bereich von 400 bis 700 Milliardstel Metern (Nanometern). Während langwelliges rotes Licht tief in die Haut eindringt und dabei geschluckt wird, wirft die Haut den kurzwelligen blauen Anteil zurück.

»Deshalb sehen Venen, die 0,5 bis zwei Millimeter unter der Haut liegen, blau aus«, sagt Roman Faubel von der Klinik für Dermatologie und Venerologie am Universitätsklinikum Hamburg-Eppendorf. Näher an der Hautoberfläche vorbeiziehende Blutgefäße könnten jedoch durchaus rötlich wirken – sonst könnten wir nicht schamhaft erröten, sondern müssten erbläuen.[18] Obendrein sieht venöses Blut generell blauer aus als das sauerstoffhaltige Blut der Arterien. »Denn die Venen führen dunkleres, rotviolettes Blut, die Arterien hellrotes«, sagt der Münchner Blut-Experte Christian Peschel.

Erscheint jedoch auch das Blut in den Schlagadern bläulich, deutet das auf bestimmte Leiden hin. Bei Krankheiten, die mit Sauerstoffmangel einhergehen, verfärbe sich auch das Blut in den Arterien – »zum Beispiel bei einer schweren Herzschwäche, bei Lungenversagen oder Herzfehlern, die dazu führen, dass venöses und arterielles Blut vermischt werden«, befindet

Hermann Reichenspurner, Direktor der Klinik und Poliklinik für Herz- und Gefäßchirurgie am Uni-Klinikum Hamburg-Eppendorf. Dann schimmerten zunächst die Lippen sowie später die Finger und die Zehen des Betreffenden bläulich.[19]

Wirklich blaublütig hingegen sind viele Wirbellose wie Tintenfische, Skorpione, Spinnen, die meisten Schnecken und viele Krebse. Denn in ihrem Lebenssaft sorgt nicht das rote Hämoglobin für den Transport des Sauerstoffs durch den Körper, sondern Hämocyanine, blaue Kupferproteine, die als Riesen unter den Eiweiß-Molekülen gelten. Die im Blutstrom der südkalifornisch-mexikanischen Schlüsselloch-Napfschnecke (Megathura crenulata) fließende Variante des Atmungsproteins besteht aus einer Million Atomen und hat einen »Durchmesser von riesenhaften 35 Millionstel Millimetern«, wie Forscher der Universität Mainz 2009 herausfanden.[20] Wer derlei von sich sagen kann, braucht keinen Adelstitel, um andere Lebewesen zu beeindrucken.

Wenn einem das Blut in den Adern gefriert

Diese Redensart meint eines sicher nicht: den Kältetod in Nordsibirien oder der Arktis. Einige Stunden nach dem letzten Atemzug wäre das Körperblut in der Eiseskälte allerdings tatsächlich gefroren. Hier geht es jedoch um etwas, das eine zweite Variante des Spruches deutlicher macht: »Mir stockt das Blut in den Adern.« Auch sie spielt darauf an, dass der Blutfluss zäher wird und scheinbar zum Erliegen kommt.

Dieses Gefühl haben wir manchmal, wenn wir uns schlagartig fürchten. Ein jähes Rascheln im Gesträuch, wenn wir im Dämmerlicht des Abends noch im dichten Wald unterwegs sind – dann sind wir wie vom Schlag getroffen. Oder auch, wenn ein Hund uns von hinten unerwartet ankläfft.

Schlagartig und *wie vom Schlag getroffen* – darin steckt mehr Wahrheit, als uns lieb sein kann. Denn heftige Angst oder gar innere Panik können tatsächlich unser Blut teilweise gerinnen lassen und lebensbedrohende Blutgerinnsel begünstigen, die ihrerseits einen Herzinfarkt auslösen können – oder eben einen Hirnschlag. Bei bereits verengten Gefäßen oder eingedicktem Blut muss das Herz mühsam gegen die Widerstände anpumpen. »Wenn das Herz ordentlich Druck macht, kann sich irgendwo im Körper ein Blutpfropf lösen, der dann ein feines Hirngefäß verstopft«, schildert der Göttinger Neurobiologe Gerald Hüther die Gefahr.

Hinter der Blutgerinnung bei Angststress steckt zunächst einmal ein wichtiger Überlebensmechanismus. »Im menschlichen Blut entsteht kontinuierlich etwas Fibrin, ein wasserunlöslicher Eiweißstoff, der sogleich wieder aufgelöst wird«, sagt Roland von Känel, Chefarzt des Kompetenzbereichs für Psychosomatische Medizin am Universitätsspital Bern.

Bei akutem Stress wird nun allerdings nicht nur die Blutgerinnung angekurbelt, also mehr Fibrin als üblich gebildet. Auch der Gegenspieler dieses Vorgangs, die Fibrinolyse (Fibrin-Auflösung), verstärkt sich. Allerdings wird der Gerinnungs-Mechanismus etwas stärker aktiviert als die Fibrinolyse, wodurch das Blut – salopp gesagt – etwas dicker wird.

»Evolutionsgeschichtlich ergibt das auch Sinn«, fügt der Schweizer Experte für seelisch beeinflusste Körpervorgänge hinzu. »Denn wenn unsere Vorfahren durch Angreifer oder wilde Tiere unter Stress gerieten und entweder kämpfen oder fliehen mussten und sich dabei verletzten, war es natürlich von Vorteil, wenn das Blut möglichst rasch gerinnt und so die Wunde verschlossen wird, damit man nicht verblutet.« Bluttransfusionen gab es schließlich vor Jahrhunderten oder gar Jahrtausenden noch nicht, und auch Frauen mit Blutungen bei der Geburt konnten seit jeher froh sein, wenn ihr Blut rasch dicker wurde, der Blutverlust geringer und so die Überlebenschance größer war.

Es gibt allerdings »einige Faktoren, welche die vermehrte Blutgerinnung noch deutlicher ausfallen lassen, als es physiologisch sinnvoll wäre«, merkt von Känel an. Wer zum Beispiel eine Depression oder ein verengtes Herzkranzgefäß hat oder wer an zu hohem Blutdruck (Hypertonie) leidet, bei dem überwiegt unter akutem Stress die Blutgerinnungsseite gegenüber der Gerinnsel-Auflösung noch stärker als bei einem Gesunden. »Wenn unter seelischer oder körperlicher Anstrengung der Blutdruck steigt, kann deshalb beispielsweise bei einem Menschen mit verengten Herzgefäßen die abgelagerten Plaques am Gefäß-Engpass aufreißen und das Blutgerinnsel, das sich

Seltsame Mixtur

Dass jemand *Blut und Wasser* geschwitzt hätte, ist noch nie beobachtet worden. Doch manchmal, wenn wir uns arg fürchten oder anstrengen, behaupten wir genau das. Diese Redensart geht allem Anschein nach auf die Luther-Bibel zurück, in der es im Lukas-Evangelium (Kapitel 22, Vers 44) heißt: »Und er rang mit dem Tode und betete heftiger. Und sein Schweiß wurde wie Blutstropfen, die auf die Erde fielen.«

Plausibel ist auch eine andere Herleitung des Ausspruchs: Wer im Sommer mit nacktem Oberkörper im Garten oder auf dem Feld schuftet, noch dazu im Dornengestrüpp oder ähnlich kratzbürstiger Umgebung, der zieht sich leicht blutende Striemen und andere kleinere Verletzungen zu, sodass der hinabrinnende Schweiß auch das austretende Blut mitnimmt und sich mit ihm vermischt. So jemand schwitzt augenscheinlich Blut und Wasser.

an dieser Wunde bildet, noch ausgeprägter ausfallen als ohne akuten Stress«, erläutert der Berner Mediziner das Problem. »Und das kann zum Infarkt führen.«

Gefährdet sind auch Menschen mit chronischer Angst, wie

Franziska Geiser und Ursula Harbrecht von der Uni-Klinik Bonn zusammen mit Kollegen herausgefunden haben. Die beiden Ärztinnen konnten nachweisen, dass Menschen mit einer ausgeprägten Angststörung deutlich eher zu erhöhter Blutgerinnung neigen als psychisch Gesunde. Außerdem tragen die Betroffenen ein bis zu viermal so hohes Risiko, an einem Herzleiden zu sterben.

Schon frühere Erhebungen per Fragebogen hatten angedeutet, dass Stress und Angst das Blut von Menschen eher gerinnen lassen. Befragt worden waren jedoch Gesunde. Hingegen untersuchte das Bonner Forscherteam ausdrücklich Angstpatienten. Geiser und Harbrecht verglichen die Blutgerinnung von 31 Patienten, die unter einer ausgeprägten Form einer Panikstörung oder einer sozialen Phobie litten, mit jener einer gesunden Kontrollgruppe gleichen Umfangs.

Ergebnis: Bei den untersuchten Angstpatienten neigte das Blut zum Verdicken, während gleichzeitig die Fibrinolyse gehemmt war – und das, obwohl die Testpersonen nicht verletzt gewesen waren, sieht man von dem Piekser bei der Blutabnahme einmal ab.

»Stresshormone, vor allem Adrenalin und Noradrenalin, setzen die Blutgerinnungsfaktoren aus der Leber und den Gefäßwänden frei, wo sie gespeichert sind und auf ihren Einsatz warten«, sagt der Psychosomatiker Roland von Känel. Unter plötzlicher Anspannung würden sie »innerhalb von Sekunden in die Blutbahn ausgeschüttet«. Die möglichen Folgen im Extremfall wurden bereits erwähnt: Es bildet sich ein Gerinnsel, das eine Herzkranzarterie oder ein Hirngefäß verstopfen kann. Bei chronischen Angstpatienten sei dieses Risiko »noch ärger, weil sie stets etwas zu dickes Blut aufweisen und das überschüssige Fibrin sich ganz allmählich in die Gefäßwände einlagert und die Gefäße so fortwährend verengt«.

Das heißt allerdings nicht, »dass alle Patienten mit einer ausgeprägten Angststörung nun Angst haben müssen, einen Herzinfarkt zu erleiden«, beschwichtigt Franziska Geiser übertriebene Sorgen. Brenzlig wird es erst, wenn andere Risikofaktoren hinzukommen – so etwa Rauchen oder Übergewicht. Beruhigend für Angstgestörte: Eine gute Psychotherapie kann die erhöhte Gerinnungsneigung wieder senken – auf dass den Glücklichen ihr Blut nicht länger übermäßig in den Adern stocke.

Außer den Angstpatienten neigen übrigens auch bestimmte Lungenkranke zu dickerem Blut – nämlich solche mit einer chronisch obstruktiven Lungenerkrankung. Bei ihr ist der Atemstrom durch verengte Bronchien und dadurch aufgeblähte Lungenbläschen vermindert, was das Atmen für Betroffene sehr beschwerlich macht. Dies wiederum verringert den Gasaustausch in der Lunge, sodass der Gehalt des Blutes an Sauerstoff sinkt. Hauptursache für das Leiden ist Zigarettenrauch, sodass man landläufig auch von einer Raucherlunge spricht. »Aufgrund der geringeren Sauerstoffsättigung im Blut bilden sich dort vermehrt rote Blutkörperchen«, schildert Christian Peschel die hier wesentliche Folge der sogenannten reaktiven Polyglobulie.

Der Münchner Blut-Mediziner verweist jedoch darauf, dass Blutgerinnsel sich »eher schleichend, nämlich innerhalb von Tagen, bemerkbar machen«, während Ausdrücke wie in den Adern gefrierendes oder stockendes Blut einen sehr raschen Verlauf unterstellen.

Böse bis aufs Blut

Es soll Menschen geben, denen weniges mehr Befriedigung verschafft, als Unfrieden zu stiften. Der Volksmund nennt solche Zeitgenossen Streithansel oder Aufwiegler, und ihr zweifelhaftes Vergnügen umschreibt er damit, sie sorgten ständig für *böses Blut*. Die Könner unter ihnen haben ihre Kunst so weit getrieben, dass sie ihre Mitmenschen sogar *bis aufs Blut reizen* können.

Natürlich kann Blut weder böse noch gutmütig sein. Selbst die mittelalterliche Vier-Säfte-Lehre, von der wir weiter oben gehört haben, vermag das angeblich unfreundliche Blut nicht zu erklären. Denn der sogenannte Sanguiniker, dessen vorherrschender Körpersaft Blut sein soll, ist nach der längst überholten Theorie der vier Grundtemperamente kein Streit suchender Wüterich – anders als der Choleriker. Vielmehr soll er ein *leichtblütiger* Mensch sein – und als solcher eher heiter, tatkräftig und lebhaft.[21]

Allerdings ist es mit Beharrlichkeit sehr wohl möglich, selbst friedliebende Menschen so sehr zu piesacken, dass ihr *Ärger hochkocht* und ihr *Blut in Wallung* bringt – mit der gut sichtbaren Folge eines vor Wut vermeintlich kochenden, weil geröteten Gesichts, das durch den verstärkten Blutfluss in hautnahen Gefäßen immerhin spürbar erwärmt ist. Wer auf diese Weise *hitzig* gemacht worden ist, wirkt in der Tat, als habe ihn jemand *bis aufs Blut gereizt*.

Die Laune eines Menschen kann sich durch eine Kette von persönlichen Angriffen oder Schmähungen derart verdüstern, dass sein Hirn in Zusammenarbeit mit der Nebennierenrinde aufpeitschende Substanzen ins Blut ausschüttet, die den Betroffen zeitweilig böse machen – wenn auch nicht sein Blut. Der Cocktail aus Blutserum und -fetten, Blutfarbstoffen und -plättchen sowie etlichen anderen Bestandteilen ist bei einem Verärgerten kaum anders als bei einem entspannt Lesenden, enthält aber immerhin mehr Stresshormone. Am gesündesten ist es in jedem Fall, auch unter Anspannung *ruhig Blut zu bewahren*. Klingt einfach, bedarf aber langer Übung. Und manche schaffen es nie.

Was uns im Blut liegt

Wenn uns etwas leicht von der Hand geht, wirkt dieses Können, als sei es uns *ins Blut übergegangen*. Oder stärker noch: *in*

Fleisch und Blut. Das allerdings wären sonderbare Speicherorte für unsere Fertigkeiten, die in Wahrheit natürlich ins Hirn eingeschrieben sind, verkörpert durch mehr oder minder eng verknüpfte Nervennetzwerke, die wir durch beflissenes Üben stärken oder durch dauerhaftes Vernachlässigen wieder schwächen können – wie ja der Körper auch sonst abbaut oder ausdünnt, was nicht mehr gebraucht zu werden scheint, so etwa Muskeln oder Knochen.

Doch wieso gehen alte Redensarten davon aus, dass uns bestimmte Fähigkeiten *im Blut liegen* – sei es nun durch Vererbung oder intensives Üben, wie etwa bei jenem 48-jährigen »Vollblutredakteur«, der eigenen Angaben nach auf zwanzig Jahre Berufserfahrung zurückblicken kann und damit in einem Stellengesuch für sich wirbt?[22] Auch das geht wahrscheinlich auf die Vier-Säfte-Lehre zurück. »Die Seele wird hier irrtümlich ins Blut verlegt«, sagt Christian Peschel. »Doch vererbte Charakter-Eigenschaften sind natürlich in allen Körperzellen vorhanden, nicht nur in denen des Blutes.« Und erworbene, wie schon erwähnt, haben sich ins Hirn eingebrannt – wenn auch ohne große Hitze, sondern eher auf Sparflamme, auch Körperwärme genannt.

Denn unser Blut ist sehr wohl warm, solange unser Lebenslicht brennt, und sogar noch einige Stündchen darüber hinaus – was übrigens Rechtsmediziner beim Bestimmen des Todeszeitpunktes nutzen. Insofern gehört auch der Mensch zu den Warmblütern, anders als Reptilien oder Amphibien. Doch schaffen es nicht nur hitzköpfige Totschläger, sondern auch kaltblütige Mörder immer wieder auf die Titelseiten der Zeitungen, wenn sie Gegner planvoll – und auf sehr nachhaltige Weise – aus dem Weg geräumt haben.

Nach Ansicht des Freiburger Psychosomatikers Joachim Bauer werden meist jene Menschen als kaltblütig bezeichnet, die bei Gewalttaten »mit großer Grausamkeit vorgehen und dabei keine Gefühle zeigen, beispielsweise wenn sie ohne eigene Empfindung jemanden quälen«. Liebhaber von Thrillern im Kino haben schon etliche *mit kaltem Lächeln* begangenen Morde miterleben müssen.

Menschen, die auf diese Weise nicht nur scheinbar gefühllos vorgehen, wurden früher häufig selbst massiv traumatisiert, Bauer zufolge »zum Beispiel durch extreme Züchtigung, Misshandlung, Vergewaltigung, Lieblosigkeit oder Verwahrlosung«. Sie haben »lernen müssen, ihre Gefühle zu verdrängen«. Die erlittene Demütigung kann sich später in Extremsituationen explosionsartig Luft machen, also durchbrechen. Dass solche Psychopathen bei ihrer Tat bisweilen weder wütend wirken noch mit der Wimper zucken, macht sie besonders furchterregend. Ihr Blut indes ist um kein Grad kälter als bei anderen Menschen. In ihrer Haut stecken möchte man dennoch nicht.

3. HAUT ein Bildschirm der Seele

Wenn wir einander wirklich nahekommen, dann über die Haut, unsere bis zu zwei Quadratmeter große und bis zu zehn Kilogramm wiegende Hülle – und damit unser schwerstes Organ. Mit ihm treten wir in Kontakt zur Außenwelt. Die Haut sei ein »Kommunikationsmedium ersten Ranges« und ihr Zustand ein sichtbares Zeichen dafür, wie es einem Menschen gehe, befindet der österreichische Psychiater, Neurologe und Psychotherapeut Manfred Stelzig, Chefarzt der Abteilung für Psychosomatische Medizin der Uni-Klinik Salzburg. »An der Haut kann man Entspannung und Wohlbefinden ablesen, aber auch Wut, Ärger und Scham.«[23]

Sieben bis fünfzig Rezeptoren pro Quadratzentimeter Haut empfangen Sinneseindrücke wie Kälte, Wärme, Schmerz und Druck. In gewissem Sinne sind diese Sinneszellen die Vorposten des Hirns, mit dem die Haut ohnehin mehr gemeinsam hat als den gleichen Anfangsbuchstaben. »Die Kommunikation der Haut mit dem Gehirn und den Nerven des Menschen wird dadurch gewährleistet, dass sowohl die Haut als auch die Nerven und das Gehirn während der Embryonalentwicklung aus dem gleichen Keimblatt entspringen, dem sogenannten Ektoderm«, berichtet der Hautarzt Uwe Gieler, der die Abteilung Psychosomatische Dermatologie an der Uni-Klinik Gießen leitet. Deshalb sei es »verständlich, warum nicht selten Krankheiten beide Organsysteme betreffen: das Zentrale Nervensystem und die Haut«.[24] Die allseits bekannte Gänsehaut – auslösbar durch Kälte oder einen Windhauch, aber eben auch durch Angst und andere Formen innerer Erregung – bezeichnet Gieler als

47

»schönes Beispiel« für die »enge Verknüpfung« der Haut mit unserer Psyche.

So wird unsere Körperhülle zum Spiegel der Seele. Bei Menschen mit psychischen Problemen kommen Hautkrankheiten deutlich öfter vor als bei Gesunden.[25] »Bei etwa 30 Prozent der Hautpatienten spielen seelische Faktoren eine Rolle«, sagt Wolfgang Harth, Chefarzt der Klinik für Dermatologie und Allergologie am Vivantes-Klinikum in Berlin-Spandau. Auch bei Gesunden drückt die Haut viel über das Wohlbefinden oder den Körperzustand aus. Ungeschminkt sagt sie die Wahrheit – oder verrät doch wenigstens einen Teil davon.

Kein Wunder auch, dass die Haut ähnlich wie das Herz in etlichen psychosomatisch geprägten oder sinnbildlich gemeinten Redensarten auftaucht. Peinlichkeiten treiben *dünnhäutigen* Menschen die Schamesröte ins Gesicht, Ärger geht *unter die Haut*, außer wir sind *dickfellig* genug, Verstörendes an uns abprallen zu lassen – wenn auch nicht selten um den Preis, dass alles Verdrängte uns verspannen lässt und chronische Rücken- und Nackenschmerzen verursacht. Das wiederum kann uns so wütend machen, dass wir am liebsten *aus der Haut fahren* würden. Viele Menschen fühlen sich tatsächlich so *unwohl in ihrer Haut*, dass sie sich gerne schlangengleich häuten würden; sie wollen *raus aus ihrer Haut*.

Dass wir, vom Verdauungstrakt einmal abgesehen, mit keinem anderen Organ so intensiv mit unserer Umwelt in Kontakt kommen wie mit unserer Außenhülle, zeigt der Wunsch, etwas Schönes *hautnah* zu erleben – vielleicht ja einen Menschen, den man *mit Haut und Haar* lieben kann.

Bisweilen wird uns auch bewusst, wie wichtig dieses oft ruppig behandelte Organ ist – so etwa bei Bränden: Dann wollen wir nur noch *unsere Haut retten* und hoffen, *mit heiler Haut davonzukommen*. Werden wir hingegen tätlich angegriffen, müssen wir uns *unserer Haut erwehren* – meist natürlich im übertragenen Sinne. Erst danach können wir wieder entspannt *auf der faulen Haut liegen*.

Fachleute wundern sich nicht über diesen schon im Mittelalter aufgekommenen Hang des Volksmundes zur Leibeshülle – und zwar aus zwei Gründen. Erstens: »Die Haut steht in diesen Redensarten als Teil für ein Ganzes, für die gesamte Persönlichkeit; der Mensch wird als gute, böse, schäbige, brave oder ehrliche Haut bezeichnet«, meint der Dermatologe Klaus-Michael Taube, leitender Oberarzt an der Klinik und Poliklinik für Hautkrankheiten der Martin-Luther-Universität Halle-Wittenberg. Und wenn man die eigene Haut zu Markte trägt – noch im frühen 19. Jahrhundert gleichbedeutend damit, etwas auf eigenes Risiko zu tun[26] –, »geht mit ihrem Verlust sozusagen gleich das ganze Leben oder das Wesen der jeweiligen Person verloren.« Hoffentlich hat man dann wenigstens *seine Haut teuer verkauft*, sich also nach Kräften gewehrt.

Der zweite Grund: »Die Haut ist das Abgrenzungsorgan zur Umwelt – jenes Organ also, an dem das Ich seine Grenze zur Außenwelt zieht«, sagt Taubes Fachkollege Uwe Gieler. »Alle anderen Organe sind versteckt, nicht sichtbar.« Deshalb hätten die Menschen schon früh versucht, Erklärungen für augenfällige Vorgänge auf der Haut zu finden. Oder sie empfanden ihre Grenze zur Außenwelt als nicht schützend genug. Die noch nie oder nicht mehr verlässliche Schutzschicht kommt sehr deutlich in Ausdrücken wie »dünnhäutig« oder »es geht mir unter die Haut« zum Vorschein. »Die schützende Grenze hält in diesen Fällen der Außenwelt nicht mehr stand«, fügt Gieler hinzu.

Doch mit der Haut ziehen wir – bildlich gesprochen – nicht nur eine Grenze zur Außenwelt; wir kommunizieren über sie auch mit dieser. Begegnen wir einem Menschen zum ersten Mal, bestimmt vor allem die Körperhülle darüber, wie unser erster Eindruck ist – wobei wir ein sehr vordergründiges Urteil fällen. »Die Schönheit der Haut ist nichts mehr und nichts weniger als die Gesundheit der Haut, eine reine Anspiegelung der inneren Harmonie des Körpers in seine Oberfläche«, schrieb bereits der deutsche Mediziner Christoph Wilhelm Hufeland

(1762 – 1836) im Jahr 1789 und nannte die Körperhülle kurzerhand die »sichtbare Gesundheit«.[27]

Für den Wissensstand zur Zeit der Französischen Revolution ist das ein bemerkenswerter Befund des Leibarztes von Preußens König Friedrich Wilhelm III. Noch heute gilt eine makellose, laut Werbung am besten »porentief reine« Haut als ungeheuer erstrebenswert – und sei sie am Ende das Ergebnis einer Retusche. Nicht umsonst gaben die Bundesbürger im Jahr 2009 rund 12,8 Milliarden Euro für Körperpflegemittel aus, gut 156 Euro pro Kopf. Nimmt man nur die reinen Hautpflegemittel, waren es immer noch rund 3 Milliarden oder fast 37 Euro pro Kopf, wobei spezielle Pflege-Cremes für die Männerhaut nicht mitgezählt sind.[28]

Während eine glatte und schön anzuschauende Haut als Ausdruck allgemeiner Gesundheit und Attraktivität gilt, werde eine erkennbar leidende »oft mit Krankheit und Attraktivitätsverlust verbunden und löst somit Gefühle von Ablehnung, Unsicherheit und Ekel aus«, urteilen die Psychologen Franz Petermann, Petra Warschburger und Judith Bahmer in einem Fachbeitrag.[29] Für die Träger der geschmähten Haut ist das nicht selten ein schweres Los.

Das berührt mich sehr

Beim früher üblichen Hallo bleibt es heutzutage oft nicht, wenn Menschen – jüngere zumal – einander begegnen. Ein Küsschen links, ein Küsschen rechts, und manchmal folgt auch noch ein drittes. Doch wirklich herzlich sehen solche Begrüßungen eher selten aus. Ob sich Menschen hierbei wirklich näher kommen, statt nur ein modisches Ritual zu pflegen, ist in vielen Fällen mehr als fraglich.

Die gesunde Wirkung wirklich liebevoller Hautkontakte hingegen ist längst erwiesen. Sie beruhigen und stehen im Ruf, die Abwehrkräfte zu stärken. »Durch Berührungen werden sowohl das Bindungs- und Wohlfühlhormon Oxytocin als auch körpereigene Opiate vermehrt ausgeschüttet«, sagt Konrad Stauss, Facharzt für Psychotherapeutische Medizin, Psychiatrie und Neurologie. Zudem setze die Nebennierenrinde dann deutlich weniger von dem Stresshormon Cortisol frei.

Womöglich sind Massagen in einer eher berührungsarmen Kultur wie der unsrigen auch deshalb so beliebt. Und auch Körpertherapien, die »mit behutsamen Berührungen arbeiten, haben einen positiven Einfluss – speziell bei Hautkranken, die oft über einen Mangel an Körperkontakt zu anderen Menschen klagen und sich auch selbst nur noch wenig berühren mögen«, kann der Hautmediziner Uwe Gieler immer wieder feststellen. In seinem Stationsbereich arbeiten Körpertherapeuten deshalb mit sanften Berührungen und mobilisieren dadurch bisweilen »alte Erfahrungen mit Berührungsmangel, die so überhaupt erst besprechbar werden«.

Dass ein Zuwenig an Berührungen in früher Kindheit lebenslänglich unter die Haut gehen kann, deuten auch Befragungen der Gießener Dermatologen bei über 2.000 Bundesbürgern an, unter ihnen rund 200 Hautkranke. Letztere konnten sich auffallend seltener an Berührungen durch ihre Eltern erinnern. Zudem geht aus den Fragebogen-Analysen hervor, dass Menschen mit einem solchen Hautkontaktmangel häufiger sexuelle Probleme beklagen. Für Gieler ist das kein Wunder, denn »nur durch die Berührung der Haut erlangen wir sexuelle Stimulation« – vom Hirn und seiner berührungslosen Vorstellungskraft einmal abgesehen. Zwar gibt der Hautmediziner zu bedenken, dass Fragebögen nur subjektive Hinweise lieferten, doch die Zusammenhänge von Berührungsmangel und dessen Folgeschäden erscheinen ihm plausibel.

Und nicht nur ihm. »Der Tastsinn entwickelt sich von allen Sinnen als erster, bereits wenn der Embryo noch keine drei Zentimeter groß ist«, berichtet Claudia Benthien in ihrem Buch über die Haut. Für den Säugling wie auch für das Ungeborene sei die Haut das »wichtigste Kommunikations- und

Kontaktorgan«. Mit ihr entdecke der neue Erdenbürger seine Grenzen. »Diese primären Erfahrungen begründen die enge Verbindung von Hautempfindungen und emotionalen Zuständen.« [30] Sie bleibe ein Leben lang bestehen und spiegele sich in Wörtern wie fühlen, berühren, antasten und begreifen wider, aber auch in Ausdrücken wie ergriffen, angerührt oder betroffen sein.

Was aber, wenn nichts und niemand uns äußerlich anfasst und so im Innersten rührt? Völlig zu entbehren sei die Berührung »nur um den Preis, körperlich und seelisch auszudörren und zu verwelken«, schreibt Wilhelm Schmid in seinem Buch über die Kunst des Lebens. [31] Von Geburt an sei das Berührtwerden derart entscheidend, »dass Säuglinge mit viel Hautkontakt wacher und physisch aktiver sind und schneller an Gewicht zunehmen«.

Der Berliner Philosoph berichtet von US-amerikanischen Waisenhäusern des frühen 20. Jahrhunderts, in denen sich gezeigt habe, »dass ein Mangel an Berührung ... für Kleinkinder tödlich sein kann«. Dazu, dass sich diese Grausamkeit überhaupt erweisen konnte, hätten offenbar die damaligen Vorstellungen von Sterilität und Hygiene geführt, aber wohl auch schiere Körperfeindlichkeit.

Unter dem Ausbleiben von Berührungen leiden auch viele Hautkranke. Gerade Neurodermitis- oder Schuppenflechte-Patienten beklagen die häufig stark eingeschränkten Zärtlichkeiten durch ihre Partner. »Ihnen geht es dabei im Wesentlichen gar nicht um Sex, sondern um Hautkontakt«, betont Uwe Gieler. Auch berührten sich diese Menschen weniger selbst, beispielsweise indem sie vorm Spiegel ihr Gesicht oder ihren Oberkörper streichelten, etwa beim Eincremen – buchstäblich eine Form der Selbstbe*hand*lung.

In diesem Sinne therapieren sich praktisch alle Menschen intuitiv selbst, vor allem wenn sie müde oder angespannt sind oder Schmerzen verspüren: Sie reiben sich die Augen oder stimulieren eigene Akupressur-Druckpunkte, indem sie ihre Nasenwurzel, die Schläfenknochen oder die Ohrläppchen massieren.

Das juckt mich nicht

Erstmals wissenschaftlich beschrieben wurde Juckreiz im 17. Jahrhundert, und zwar von Samuel Hafenreffer (1587 – 1660). Der Arzt und Autor des ersten deutschsprachigen Buchs über Hautleiden nannte ihn schnöde eine »unangenehme Empfindung, die den Wunsch zu kratzen weckt«.

Nun gibt es leider juckende Krankheiten – darunter Neurodermitis, Hautpilz-Befall oder Schuppenflechte –, die besonders arg Betroffene an den Rand des Wahnsinns treiben können. »Juckreiz ist schlimmer als Schmerzen«, urteilt Uwe Gieler und erinnert an eine dies ausnutzende mittelalterliche Foltermethode: das Belecken von befeuchteten und dann mit Salz bestrichenen Füßen durch Ziegen. Der dabei auflodernde Juckreiz sei »so unerträglich« gewesen, »dass manches Pseudo-Geständnis erfolgte«.[32]

Von den Qualen des Juckens hätte Jean-Paul Marat (1743 – 1793) vermutlich ein tief unter die Haut gehendes Lied singen können. Der französische Arzt und Revolutionsführer verbrachte viele Stunden seines späten Lebens und seinen letzten Lebensmonat fast komplett im Badezuber, weil ihn starker Juckreiz peinigte – vermutlich als Folge von Neurodermitis oder sogenannter Skrofulose, einer inzwischen sehr seltenen chronischen Entzündung von Haut oder Lymphdrüsen. »Seit frühester Kindheit muss es ihn derart entsetzlich gejuckt haben, dass er sich nächtelang im Bett wälzte und die Haut aufkratzte, bis er blutete«, schreibt der Schweizer Schriftsteller Alex Capus in einem lesenswerten Porträt über den Leidgeprüften.

Wer an göttliche Gerechtigkeit glaubt, mag in Marats Schicksal einen Beleg dafür erkennen. Denn der Hautkranke hatte durch seine Gewaltbereitschaft selbst großes Unglück und vielfachen Tod über seine Gegner gebracht[33], bevor er – im lindernden Bade hockend – von einer politischen Gegnerin ermordet wurde. Die Liebe seiner Anhänger jedoch war so weit gegangen, dass sie sich – in vollendeter Solidarität – genau wie ihr Vorbild immer wieder kratzten.[34] Ob das den radikalen Revolutionär irgendwie gejuckt hat?

Diese Redensart deutet an, dass unsere seelische Befindlichkeit mit darüber entscheidet, ob und wie stark uns Juck-Attacken plagen können. »Durch eine psychische Belastung wird der Juckreiz verstärkt, typischerweise bei der Neurodermitis, deren Name schon sagt, dass bei diesem Hautleiden auch die Nerven eine Rolle spielen«, sagt der Hautmediziner Klaus-Michael Taube. »Viele davon betroffene Menschen sagen, dass ihre Haut schlechter wird, wenn sie sich unter Druck fühlen.« Umgekehrt fördern Entspannung und psychische Entlastung die Heilung der Haut. Das stimmt auch für die Akne: »Bei seelischer Anspannung treten mehr Pickel hervor«, merkt Taube an.

Vor allem Jugendliche wissen das aus leidvoller Erfahrung, denn wenige Leiden piesacken Pubertierende so sehr wie »Akne vulgaris«. Gegen deren Auftreten ist insofern kein Kraut gewachsen, als wichtige Akne-Auslöser erblich sind: einmal die hormonell verursachte Neigung zu übereifrigen Talgdrüsen, zum anderen eine Verhornungsstörung an den Haarbalgen – auch Haar-Follikel genannte Einstülpungen der Oberhaut, in welche Talgdrüsen münden und aus denen die Körperhaare hervorsprießen.

Akne juckt die ohnehin ständig um ihre Attraktivität ringenden Heranwachsenden nicht nur körperlich, sondern auch seelisch durch die empfundene Scham. »Die Haut als Visitenkarte nach außen zeigt sich von ihrer widerspenstigen Seite«, beschreibt der Salzburger Mediziner Manfred Stelzig das Akne-Ärgernis. »Sie tut nicht das, was der Hautträger sich wünscht, sie zeigt rote Flecken, Hautunreinheiten, Pusteln und eitrige Veränderungen.«[35]

Nicht nur können seelischer Druck und innere Konflikte die Akne aufblühen lassen oder zumindest begünstigen; die so entstehenden Pickel lädieren das Selbstwertgefühl des Betroffenen zusätzlich – ein nerviger Teufelskreis. Denn das Kratzen verschafft bekanntlich nur vorübergehend Linderung. Dem kleinen Zwischenhoch des Befindens folgten bald wieder »Schmerzen, Schuld- und Schamgefühle wegen der selbst ver-ursachten Verschlimmerung des Hautzustandes, was wieder-um einen Stressfaktor darstellt«.[36]

Vorsicht ist geboten, wenn im Juckreiz pauschal der Wunsch gesehen wird, Verdrängtes »endlich an die Oberfläche zu las-sen«, wie es der frühere Unternehmer und Unternehmensbe-rater Kurt Tepperwein ausgedrückt hat, eigenen Angaben nach Heilpraktiker und Lebenslehrer.[37] »Wir kratzen uns am Kopf, wenn wir eine Lösung auftauchen lassen wollen, und so fordert uns der Juckreiz auf, Ungewolltes endlich zuzulassen«, urteilt der Autor zahlreicher Lebenshilfe-Ratgeber. Tepperwein zufol-ge steht das Kratzen »symbolisch für Graben oder Scharren, mit dem man etwas an die Oberfläche holt«. Der Juckreiz lasse nicht nach und werde »sogar noch schlimmer, wenn ich ihm nur auf der körperlichen Ebene entgegentrete«. Die Lösung müsse über das Bewusstsein erfolgen.

Natürlich kann das Jucken den davon Geplagten nicht wirk-lich, sondern allenfalls symbolisch dazu auffordern, sich seiner zu entledigen, indem das zugrunde liegende oder mitverant-wortliche psychische Problem gelöst wird – falls es denn ein sol-ches gibt. Seelische Konflikte können allerdings in der Tat »so-matisiert« werden, sich »als körperliche Symptome darstellen« und sich »durch Juckreiz manifestieren«, sagt der Hautmedizi-ner Wolfgang Harth. Doch sei dies stets individuell abzuklären.

Da kriegst du die Krätze

Wohl wahr: Die Krätzemilbe (Sarcoptes scabiei) aus der Gattung der Grabmilben ist kein possierliches Tier; ihr Liebreiz hält sich in engen Grenzen. Wie sollte es auch anders sein bei einem nur etwa 0,4 Millimeter kleinen, schildkrötenförmigen Parasiten, dessen Weibchen mit großem Eifer seiner einzigen Bestimmung folgt: Es knabbert sich zwei bis drei Zentimeter weit durch die Oberhaut von Säugetieren und legt in dem Bohrtunnel seine Eier ab, damit seine 50 bis 170 Larven-Kinder es möglichst nicht schlechter haben als das Muttertier.

Für den Besitzer der durchlöcherten Haut hat das insofern eine Schattenseite, als die Milbenmutter nicht nur Eier, sondern auch Kot absondert, der zu allergischen Reaktionen in der Haut führt, insbesondere zu argem Juckreiz. Dieser verstärkt noch das Jucken als Folge des Tunnelbaus. Vor allem nachts, wenn die Spinnentiere bei wohliger Bettwärme am liebsten bohren und unter sich lassen, kratzt sich der Geplagte im Schlaf automatisch und erwacht morgens nicht selten mit Striemen auf der Haut.

Das treffend »Krätze« genannte Leiden ist hierzulande mitnichten historisch überwunden, sondern tritt wieder häufiger auf – schon weil die Bundesbürger von Urlaubsreisen nicht nur erwünschte Souvenirs mit nach Hause bringen. Doch auftreten kann die Krätze »überall, wo Menschen unter schwierigen hygienischen Bedingungen zusammenleben, beispielsweise in Ferienlagern oder in Pflegeheimen«, sagt Klaus-Michael Taube. Befalle haben sehr darunter zu leiden: »Der Juckreiz bei Krätze ist extrem stark«, weiß der leitende Oberarzt.

Seit Jahrtausenden gilt unreine Haut als ekelerregendes Warnzeichen für Aussatz und Geschlechtskrankheiten. Als Aussätzige wurden im Mittelalter und der frühen Neuzeit Leprakranke sowie Menschen mit Schuppen- und stark ansteckender Grindflechte (Impetigo contagiosa) bezeichnet. Wer an Kopfgrind litt, musste sich als »Grindkopf« verspotten lassen.

Doch dahinter steckt mehr als die verquere Lust, Andersartige zu verhöhnen. Die meisten Menschen ekeln sich vor Zeitgenossen mit abstoßend wirkenden Hautleiden, verziehen in deren Anwesenheit das Gesicht und rümpfen die Nase. Solche Reaktionen sind für die Betroffenen seit jeher schlimm und eine Quelle tiefer Scham gewesen.

Lebenswichtiger Körpersaum

So anziehend Ausgezogene selbst nach Jahrzehnten freizügiger Reklame noch immer wirken: Tatsächlich entblößtes Fleisch kann Grauen erregen. Denn die Bilder stark entstellter, kohlrabenschwarzer Brandopfer sind kaum zu ertragen: In Fetzen hängt hier die Haut herunter, dort schimmert blutrot das rohe Fleisch. Kein Mensch kann ohne seine Pelle überleben. »Wenn mehr als 20 Prozent der Haut beispielsweise durch eine Verbrennung zerstört sind, lässt sich diese Schutzschicht nicht schnell wiederherstellen, und der Mensch gerät durch Bakterien und den Verlust von Flüssigkeit schnell in einen lebensbedrohlichen Zustand«, berichtet der Gießener Dermatologe Uwe Gieler.[48]

Meist weniger drastisch sind die sichtbaren Folgen eines zu intensiven Sonnenbades, doch zerstörerisch kann auch der Sonnenbrand sein – der gängigste und gesellschaftlich weithin akzeptierte Weg, um jeden Sommer aus Teilen der Haut zu fahren. Allerdings auch ein sehr törichter, denn »zu starke UV-Bestrahlung und ein heftiger Sonnenbrand führen zu Nekrosen, einer brutalen Form des Zelltods, bei dem Narben entstehen und die betroffene Haut vorzeitig altert«, warnt der Berliner Photodermatologe Hans Meffert, ein Spezialist für Leiden, die von Licht ausgelöst oder durch Licht geheilt werden können. Ein einziger schwerer Sonnenbrand kann zu bleibenden Schäden führen. Doch für Warnungen wie diese stehen die Ohren der schmorenden Strandurlauber meist auf Durchzug.

Evolutionsbiologisch betrachtet ist die Abscheu vor Hautkranken allerdings sinnvoll gewesen. Denn viele ansteckende Krankheiten teilen sich durch Pusteln, Quaddeln, Blasen und Hautgeschwüre mit – so etwa die Pest. Im 14. oder 17. Jahrhundert war es für Gesunde lebensgefährlich, mit Aussätzigen in Berührung zu kommen. Dass diese – auch als angeblich von Gott bestrafte Sünder – lange Zeit ausgegrenzt, in die Wälder oder in Siechenhäuser vor die Stadtmauern verbannt wurden, sollte man vor diesem Hintergrund sehen.

Die eine oder andere Ekel-Reaktion mag anerzogen sein; doch ein Teil unserer Abscheu ist angeboren und lässt uns auch heute noch angewidert dreinschauen. »Das sind eindeutig Schutzreaktionen«, sagt der Spandauer Hautarzt Wolfgang Harth. »Man starrt solche Hautkranken ganz natürlich erst mal an, um zu klären, mit wem man es da zu tun hat. Oder man macht sofort einen Schritt zurück, wenn einem jemand mit Läusen oder Krätze begegnet.«

Für die Betroffenen ist das schmerzlich. »Selbst heute noch berichten Menschen mit Schuppenflechte, dass sie beim Gang ins Schwimmbad immer vom Bademeister angesprochen werden«, weiß Harth aus Erfahrung. »Auch als Fleischverkäufer sind solche Patienten wahnsinnig gestraft.« Obendrein habe sich herausgestellt, »dass Menschen mit Akne öfter arbeitslos sind also solche ohne«. Wenigstens könnten Dermatologen ihren Patienten heute deutlich besser helfen, »sodass ihre psychischen Folgeleiden – etwa Scham und Selbstvorwürfe – nicht mehr so ausgeprägt sind«.

Bleibt die Frage, ob die Haut eine Reaktion zeigen kann, wenn ihr Besitzer sich ekelt, wie es der Spruch »Da kriege ich die Krätze« nahelegt. Wolfgang Harth bejaht das, wenn auch mit gebührender Zurückhaltung. »Bei einem Test hat man Menschen, die von sich sagten, sie kriegten manchmal Ekelbläschen an der Lippe, dreckige Teller gezeigt, und tatsächlich bekam etwa die Hälfte von ihnen Herpes-Bläschen.« Doch sei das eine »sehr kleine Studie« gewesen – wie es überhaupt zu

Hautreaktionen als Folge emotionaler Einflüsse nicht viele Untersuchungen gibt.

Bleib mir bloß vom Leib

»Komm mir nur nicht zu nah!« – Wer so etwas zu hören bekommt oder wem es durch Gesten verdeutlicht wird, sollte den Hinweis sehr ernst nehmen. Denn mit Sicherheit hat der Ermahnte eine unsichtbare Grenze überschritten. So etwas kann, je nach persönlichem Distanzbedürfnis, nicht nur verärgern; es kann einem förmlich unter die Haut gehen.

»Über diese werden häufig Nähe-und-Distanz-Konflikte ausgetragen«, sagt Wolfgang Harth. Mancherlei kann hier als Ursache eine Rolle spielen: die scheiternde Abgrenzung eines Menschen von anderen, die fehlende Bereitschaft zum sexuellen Kontakt und zu Berührungen im Allgemeinen, ein mangelndes Urvertrauen sowie das Unvermögen, enge Bindungen einzugehen.

Harth zufolge drückt sich das Nähe-Problem im ungünstigen Fall dadurch aus, dass die Betroffenen engen Kontakt meiden, »weil sie schnell das Gefühl bekommen, dass ihnen jemand buchstäblich zu nah auf die Pelle rückt«. Ob die Haut eines derart Gestressten mit Krankheitsanzeichen reagieren wird, lässt sich kaum vorhersagen. Ebenso schwer ist der Beweis zu führen, ob umgekehrt ein tatsächlich ausgebrochenes Hautleiden die Folge einer missachteten Distanzschwelle sein könnte. Seelisch Belastbare und Sensible reagieren nun mal auf psychische Belastungen individuell verschieden.

»Normalerweise lässt kaum jemand zu viel Nähe zu und hält sie dann aus«, befindet Wolfgang Harth. Um herauszufinden, ob ein Hautgesunder oder ein Hautkranker auf zu viel Nähe regelmäßig mit Hautausschlägen reagiert, wäre ein provozierendes Experiment nötig. »Man müsste dazu ja einen Menschen, der eine bestimmte Distanz braucht oder zeitweise gerne alleine ist, permanent unter Druck setzen, etwa indem er ständig jemanden in nur zwanzig Zentimeter Entfernung an seiner Seite hätte«, gibt der Vorsitzende des Arbeitskreises »Psychosomatische Dermatologie« der Deutschen Dermatologischen Gesellschaft zu bedenken. Ein solches Experiment ist ihm jedoch nicht bekannt.

Dennoch machen psychosomatisch orientierte Hautärzte immer wieder eindrucksvolle Beobachtungen. Hautbläschen im Genitalbereich (Herpes genitalis) zum Beispiel, die meist von Herpes-Simplex-Viren des Typs 2 ausgelöst werden, sind bisweilen Ausdruck einer inneren Abwehr. Sie könnten eine Reaktion des Körpers sein, »um drohendem Geschlechtsverkehr aus dem Weg zu gehen – oder jedenfalls einem, der von der Betroffenen – meist der Ehefrau – als zu nah empfunden wird«, berichtet Harth auch von eigenen Beobachtungen. »So kann Sex durch ein Symptom auf der organischen Ebene vermieden werden, ohne dass der dahinter steckende emotionale Konflikt, für den die Herpes-Bläschen ja nur ein Symbol sind, zum Thema gemacht wird.«

Das im Körper stets schlummernde Hautleiden (einmal im Körper, bleiben die Viren dort lebenslang) dient quasi als körperliche Ausrede für den unerwünschten Kontakt. Wer es lieber weniger psychoanalytisch mag, für den reicht es zu sagen: Stress und die durch ihn ins Blut ausgeschütteten Botenstoffe können – bildhaft formuliert – die schlafenden Herpes-Viren aufwecken.

Mit Schamesröte im Gesicht

Vor lauter Scham im Boden versinken würde fast jeder Mensch bisweilen gerne – zum Beispiel nach einem als peinlich empfundenen Missgeschick vor den Augen anderer oder einem beherzten Tritt in einen prall gefüllten Fettnapf. Das Schamgefühl zeichnet sich dadurch aus, »dass es durch bewusste Anstrengung nicht vermieden werden kann, egal wie vorsichtig man ist«, hat der Erziehungswissenschaftler Alfred Schäfer von der Universität Halle-Wittenberg selbst erfahren können. »Der Scham ist man ausgeliefert.«[38]

Und keiner ist davor gefeit. »Einen klassischen Scham-Typ gibt es nicht«, so Wolfram Kölling, leitender Psychologe an der psychosomatischen Hochgrat-Klinik im Allgäu. »Scham ist ein urmenschliches Gefühl, auch wenn wir heute in einer Zeit scheinbarer Schamlosigkeit leben, in der viele meinen, sich frei von Scham öffentlich inszenieren zu müssen.«

Zu unterscheiden ist jedoch zwischen gesunder und krankhafter Scham. Wer sich schämt, nachdem er von anderen bloßgestellt oder bei einem dummen Fehler ertappt worden ist, reagiert völlig normal. Gut, wenn er sich darüber offen ärgern oder mit Humor darauf reagieren kann. Wird zum Beispiel jemand in der Oper auf einen großen Kaffeefleck auf dem weißen Oberhemd aufmerksam gemacht, könnte er mit einer launigen Bemerkung den Wechsel der Waschmittel-Marke ankündigen – eine souveräne Reaktion.

Doch viele Menschen leiden unter krankhafter Scham. »Sie sind oft schon als Kinder zu sehr beschämt worden«, sagt Kölling, der sich intensiv mit Schamgefühlen beschäftigt hat.[39] Sie wurden zum Beispiel geschlagen, sexuell missbraucht, von engen Bezugspersonen häufig gedemütigt, kleingehalten oder ständig beschimpft. »So entsteht allmählich eine schamhafte, traumatisierte oder selbstunsichere Persönlichkeit«, erklärt der Psychologe den seelischen Prozess.

Oft zeigt sich schamhafte Unsicherheit auch an nervöser Gesichtsröte – nicht zu verwechseln mit rötlichen Flecken am Hals, die bei Stress auftreten. Doch das ist nur eine *mögliche* Ursache, keine zwingende. Denn erstens sind nicht alle Erdenbürger, die leicht rot werden, schamhaft, und zweitens wird nicht jeder, dem ein übertriebenes Schamgefühl anerzogen worden ist, leicht rot. »Es gibt Menschen, die sich sehr gut im Verborgenen schämen können«, sagt der Hallenser Hautmediziner Klaus-Michael Taube.

Leicht Errötende neigen jedenfalls »zu einer schnellen Erweiterung der Hautgefäße«, fügt Taube hinzu – wohinter der sympathische Zweig des vegetativen Nervenssystems steckt. Das habe »zunächst nichts mit einer speziellen psychischen Auffälligkeit zu tun, sondern ist eine angeborene Eigenart – ebenso wie jemand etwas mehr oder weniger Haare hat oder eine fettigere Haut als andere«. Doch natürlich spüren die Betroffenen ihr Erröten auch selbst, und es entsteht eine Art Teufelskreis, sodass sie im ungünstigsten Fall nach einer Weile jedes Mal vor Scham erröten, wenn sie in eine für sie peinliche Lage geraten oder dies schon vorausahnen.

Wer wird denn gleich vor Neid erblassen?

In seiner 1788 verfassten »Doktorarbeit über den Einfluss der Leidenschaft auf Körperstörungen« schrieb William Falconer (1744 – 1824) aus dem englischen Kurort Bath einen bemerkenswerten Satz: »Kummer führt zu geringerem Schwitzen und lässt die Haut erblassen, was, wie man hört, auch für Neid gilt.«[40] Das hatte der Bäderarzt fein beobachtet, ohne das vegetative Nervensystem auch nur ansatzweise gekannt zu haben.

Dabei, dass jemand vor Schreck oder Neid blass um die Nase oder im ganzen Gesicht käseweiß wird, mischt das Hormon Adrenalin mit. In besonderen Stress- oder Schrecksituationen wird es vom Nebennierenmark automatisch vermehrt ins Blut ausgeschüttet, um den Kreislauf zu zentralisieren, wie Mediziner es nennen. »Das Blut zieht sich ins Körperinnere zurück, wodurch die Haut blasser wird«, erklärt Klaus-Michael Taube die Abfolge. Dies geschieht, indem sich die Gefäße der Haut, aber auch jene der Niere zusammenziehen, so dass akut dort nicht benötigtes Blut in wichtigeren Körperregionen zusätzlich zur Verfügung steht – beispielsweise in den Muskeln, die jetzt zum Kampf oder zur Flucht befähigen sollen. Im Körperzentrum steigt dadurch – und wegen des kräftigeren Herzschlags – der Blutdruck, und der Mensch atmet schneller.

Ist dir noch wohl in deiner Haut?

Es klingt banal: Wann immer wir uns nicht gut fühlen, geschieht das in unserer Haut, also innerhalb unseres Grenzorgans – wo auch sonst? Und doch steckt mehr hinter dieser Redensart, die man ansonsten rasch als eine verbuchen könnte, bei der die Haut einmal mehr nur als Teil für den ganzen Körper steht. Denn ob wir uns wohl in unserer Hülle fühlen, kann sehr davon abhängen, wie sehr wir meinen, in uns selbst geborgen zu sein. Und das wiederum setzt voraus, dass unsere engsten Bezugspersonen der ersten Lebensjahre, meist also unsere Eltern, uns Geborgenheit vermittelt haben.

In seinem Buch »Die Sprache der Haut« berichtet Uwe Gieler von einer sich unzulänglich fühlenden Frau, die mit einem depressiven, selbstbezogenen Vater aufgewachsen war und sich in ihren Beziehungen zu Freunden und möglichen Partnern kurioserweise ähnlich verhielt wie dieser – und zwar obwohl sie eigentlich mit einem solchen Mann nichts hatte zu tun haben wollen. Sie hatte offenbar nicht gelernt, sich selbst wertzuschätzen, und wählte einen Mann zum Partner, dessen hohen Erwartungen sie unmöglich entsprechen konnte – bis sie die Beziehung schlussendlich abbrach.

»Es gelang ihr nicht, sich in ihrer Haut richtig zu Hause zu fühlen«, zieht Gieler als Fazit – und so sei es letztlich »gar nicht so merkwürdig« gewesen, dass die Haut der Frau eine Neurodermitis entwickelt habe. Diese verschwand erst, als die Patientin in einer Gesprächstherapie gelernt hatte, ihre überzogenen Erwartungen an sich abzulegen und sich nicht länger selbst abzuwerten. Zudem schätzte sie ihre Haut von da an als wertvollen Hinweisgeber, der ihr verlässlich zeigte, ob sie sich unsicher oder ungeliebt fühlte. Dann galt es, sich selbst jene Liebe und

Fürsorge angedeihen zu lassen, die von der Außenwelt gerade nicht zu bekommen war.[41]

Von Dünnhäutigen und Dickfelligen

Manche Menschen haben ein dickes Fell, und zwar ausdrücklich auch Frauen, die außer auf dem Kopf jedem Körperhaar den Garaus machen. Der Volksmund versteht unter einem dickfelligen Menschen allerdings auch keinen dicht behaarten, sondern jemanden, an dem vieles abprallt, was anderen unter die Haut geht, sie innerlich bewegt oder gar aufregt. Sowohl bei eher Dünnhäutigen als auch bei Dickfelligen ist die Haut – je nach Körperstelle – weniger als einen oder gleich mehrere Millimeter dick, nämlich an den Augenlidern beziehungsweise an den Fußsohlen.

Ob Beleidigungen und andere Anwürfe an ihr abprallen, hat nichts mit der Zähigkeit der Haut, aber viel mit der Psyche des von ihr umhüllten Menschen zu tun. Diese wiederum wird von genetisch fixierten Eigenarten oder Anfälligkeiten mitbestimmt, aber in hohem Maße auch von Erfahrungen in frühester Kindheit und selbst schon im Mutterleib. Entscheidend ist hier die teils angeborene, großenteils jedoch in frühen Jahren erst erworbene biochemische Stress-Regulation, mithin die Reaktionsweise des Körpers auf belastende Außenreize.

Wenn es von jemandem heißt, er habe eine Elefantenhaut, dann ist dieser Mensch im günstigen Fall ungewöhnlich gut und sicher im Leben verankert, weil er oder sie das Glück hatte, schon als Ungeborenes und dann als Kind ausreichend Liebe, Zuwendung und Geborgenheit erfahren zu haben. Das scheinbar so dicke Fell kann aber auch trügen, weil ein äußerlich ausgeglichen wirkender Mensch bloß gelernt haben mag, seine Regungen geschickt zu verbergen: Nach außen ein ruhender Fels kann dieselbe Person innerlich in heller Aufregung sein.

Das ist auch bei Elefanten so. In Wahrheit sind diese nämlich seelisch »sehr dünnhäutig«, sagt Wolfram Rietschel, Tierarzt in der Stuttgarter Wilhelma. Dort leben nach dem Tod von Vilja und Molly noch zwei asiatische Elefantenkühe, Pama und Zella, beide etwa 47 Jahre alt. »Man kann einen Elefanten in Panik versetzen, wenn man ihn mit einer Reißzwecke piekst«, weiß der Veterinär zu berichten. Die grauen Riesen umhülle nämlich eine ausgesprochen sensible, stark durchblutete Haut, die sogar über feine Tasthaare verfügt. »Wenn sich eine Mücke auf den Hintern eines Elefanten setzt, wischt er sie sofort mit seinem Schwanz weg«, sagt Rietschel. Einem seelisch eher unempfindlichen Menschen nachzusagen, er habe eine Elefantenhaut, sei als Sprachbild deshalb »völlig falsch«.

Ohnehin ist es mit der Elefantenhaut so eine Sache. Deren Träger sind nicht wirklich Dickhäuter – zumindest nicht überall. Am Rücken, an den Beinen und am Rüsselansatz erreicht die Haut von Elefanten in der Tat stolze zwei bis vier Zentimeter Stärke, was nicht nur einen gewissen Schutz gegen Stacheln, Baumrinde und die Krallen angreifender Raubkatzen bietet, sondern auch dem Druck der schweren inneren Organe Widerstand leistet. Doch hinter den Ohren sowie an Achseln, Brust und Augen ist selbst ein Elefant sehr dünnhäutig – von einem dicken Fell also auch hier keine Spur.

Auch bei den einzelnen Menschenrassen schwankt die Stärke der Haut etwas. »Japaner und Chinesen haben eine empfindlichere und dünnere Haut, während man der farbigen Rasse eine etwas stabilere Haut nachsagt, weil diese mehr Licht absorbieren muss«, sagt der Hautarzt Uwe Gieler.

Krankhafte Dickhäuter unter den Menschen sind hingegen solche, deren Oberhaut (Hornhaut) teilweise massiv verstärkt ist – zum Beispiel durch die Fischschuppenkrankheit (Ichthyosis vulgaris), die ungefähr bei jedem Tausendsten auftritt. Die Verhornungsstörung gilt als häufigstes Erbleiden der Haut und bildet sich meist schon im ersten Lebensjahr heran. Betroffene haben eine sehr trockene Haut mit grauen bis dunkelgrünen,

pulverartigen Schuppen, die größer sind als bei Hautgesunden
– ein dickes Fell der überaus lästigen Art.

Lass dir mal keine grauen Haare wachsen

Selbst wer das versuchen wollte, müsste scheitern. Denn
graue Haare gibt es gar nicht. Der Haarschopf – oder was von
ihm übrig ist – erscheint bloß zunehmend grau, wenn mehr
und mehr Haare ihre frühere Farbe eingebüßt haben, aber
immer noch zwischen den bereits weiß gebleichten Haaren
durchscheinen. Haben schließlich alle Hornfäden ihre Pigmen-
te verloren, strahlt das Kopfhaar schlohweiß.

Entscheidend für dessen ursprünglichen Farbton sind Melanine – jene rötlich-gelben, braunen oder schwarzen Substanzen, die in unsere Haare eingelagert werden und auch unsere
Haut tönen. Produziert werden die Haarfarbstoffe fortwährend
in den sogenannten Melanozyten – Pigmentzellen, die in den
Haarwurzeln sitzen. »Früher oder später hören die Melanozyten allerdings auf, Melanin zu produzieren, insbesondere
durch Verlust an Tyrosinase, einem wichtigen Baustein in der
Synthese des Melanins«, sagt Ingrid Moll, Direktorin der Klinik
für Dermatologie und Venerologie am Universitätsklinikum
Hamburg-Eppendorf. »Der Zeitpunkt ist genetisch bedingt.
Manche Menschen bekommen schon mit 30 Jahren die ersten
grauen Haare, andere erst mit 60.«[42] Umwelteinflüsse oder die
jeweiligen Ernährungsgewohnheiten spielten hingegen kaum
eine Rolle

Wie Wissenschaftler der Johannes-Gutenberg-Universität
Mainz und der University of Bradford in Großbritannien he-
rausgefunden haben wollen, sei es oxidativer Stress, also ein
Überschuss an Molekülen mit leicht reagierenden Sauerstoff-
Atomen, der unseren Haaren mit zunehmendem Alter die
Farbe raube. »Ausgangspunkt des gesamten Prozesses ist Was-
serstoffperoxid, das wir auch als Bleichmittel kennen«, sagt

Heinz Decker, Leiter des Instituts für Molekulare Biophysik der Universität Mainz. Wasserstoffperoxid (H_2O_2) hemme die Wirkung des Enzyms Tyrosinase, das – wie erwähnt – nötig ist, um Melanine herzustellen. Je älter der Mensch wird, desto mehr H_2O_2 wird in den Haaren gebildet, wodurch sich am Ende überhaupt keine Melanine mehr bilden können.[43] Das mag man bedauern, doch es soll Menschen geben, die gerne weißhaarig wären – Glatzköpfe vor allem, zumindest alte.

Fragt sich nur, ob unsere Kopfhaare durch Ärger oder Kummer schneller weiß werden. Über Nacht schaffen sie das jedenfalls nicht. »Aber bei manchen Menschen kann das sehr rasch passieren; die sind innerhalb eines Monats deutlich ergraut«, sagt der Hautmediziner Dirk Eichelberg, ärztlicher Leiter der privaten Hansaklinik für Haut, Haare, Venenleiden und Ästhetik in Dortmund.

Die Ursache schnellen Farbverlusts ist eine archaische, also urtümliche Stressreaktion. »Wenn wir unsere Kraft zum Kämpfen oder Fliehen brauchen, werden die dafür nötigen Muskeln und die Lunge besonders gut durchblutet, weniger wichtige Körperteile schlechter«, sagt Eichelberg. Bei akutem Stress – etwa durch eine körperlich oder seelisch schlauchende Operation – werden die vom Stoffwechsel vorübergehend vernachlässigten Wurzelzellen von Haaren und Nägeln quasi auf Diät gesetzt und erhalten weniger Nährstoffe. »Da sie träge reagieren, wirkt sich dies nicht schon in den ersten Tagen danach aus«, sagt Eichelberg. »Doch typischerweise fallen zwei bis drei Monate später außergewöhnlich viele Haare aus.«

Durchlebt ein Mensch sogar über Wochen, Monate oder gar Jahre eine schwere Zeit, kann dies die melaninbildenden Haarwurzelzellen nachhaltig schädigen, sodass viele Haare weiß werden. »Hier können immer auch genetische Faktoren eine Rolle spielen«, merkt Dirk Eichelberg an. »Aber wenn jemand nach einem schweren seelischen Schlag innerhalb eines Jahres deutlich graueres Haar bekommt, liegt der Schluss sehr nahe, dass dies eine Reaktion auf den erlittenen Kummer ist.«

Die wird ganz schön alt aussehen

Irgendwann erleben wir es alle: Wir gehen gebückter als früher, die Haut legt sich in Falten und in den Ohrmuscheln der Männer sprießen Haare, die auf dem immer lichteren Kopf weitaus willkommener wären. Dann sehen wir wirklich alt aus, auch wenn die Redensart eher jenes lange und erschlaffte Gesicht von Menschen meint, die gerade von anderen – nicht immer jüngeren – übertrumpft, ausgebootet oder verraten worden sind.

Doch scheint es kein Zufall zu sein, dass jemand, der bedröppelt aus der Wäsche schaut, nicht gerade jung wirkt. Denn es sind nicht nur Runzeln, Falten und weißes Haar, die unser Haupt alt aussehen lassen; die formgebenden Gesichtsknochen wirken dabei entscheidend mit. Das konnten Forscher der US-amerikanischen Universitäten Rochester, Stanford und Harvard belegen.[44]

Messungen an 60 weiblichen und 60 männlichen Schädeln haben ergeben, dass Knochenmasse und Volumen des Unterkiefers mit dem Alter deutlich abnehmen – »und damit auch das Gerüst für das Weichgewebe von unterem Gesicht und Hals«, berichtete Howard N. Langstein von der Universität Rochester im März 2010 auf der Jahrestagung der Amerikanischen Vereinigung plastischer Chirurgen. Der Kieferwinkel wird flacher, weil der Unterkiefer nach vorne wandert. Auch die Augenhöhlungen werden größer, weil die Wangenknochen sich etwas nach unten zurückziehen. All das lässt die Weichteile des Gesichts erschlaffen, was vor allem am Unterkiefer zu sehen ist: Durch den Verlust an Knochenmasse kann er das Gewebe der Kinnpartie nicht mehr so straff aufspannen – die Haut dort hängt durch wie die Plane eines Zeltes, dessen Gestänge eingeknickt ist.

Neben der Spannkraft der Haut verrät auch ihre sonstige Beschaffenheit viel über ihr physiologisches Alter – welches das tatsächliche übersteigen kann. So sind zum Beispiel Freunde und Freundinnen des blauen Dunstes nicht gerade für eine besonders rosige, glatte Gesichtshaut bekannt. »In Bezug auf die Hautalterung ist – neben ausgiebigen Sonnenbädern – Rauchen definitiv die Todsünde Nr. 1!«, urteilt ein Haut-Ratgeber.[45] Der Zug am Glimmstängel verlangsamt den Aufbau neuen Bindegewebes (Kollagen-Biosynthese), wodurch die Raucherhaut dünner und weniger elastisch wird. Außerdem wirkt sie fahl und leicht ergraut, weil Nikotin die Blutgefäße verengt, wodurch obendrein weniger Nährstoffe und weniger Sauerstoff die Haut versorgen können.

Ganz schön alt – und das auch noch vorzeitig – wirken allerdings oftmals auch jene Menschen, die schon seit geraumer Zeit unter großer seelischer Anspannung stehen, etwa dadurch, dass sie einen nahen Angehörigen pflegen und dafür einen erheblichen Teil ihrer Energie opfern, folglich ein Stück Lebenskraft. Dadurch verausgaben sich auch ihre Körperzellen – und das hängt mit den sogenannten Telomeren (griechisch für »Endstück«) zusammen, die für die Stabilität unseres Erbguts enorm wichtig sind.

Mit ihnen beschäftigen sich nicht nur Genetiker, also Erbgut-Spezialisten, sondern seit dem späten 20. Jahrhundert zunehmend auch sogenannte Epigenetiker: Das sind Fachleute für die Wechselwirkung des menschlichen Erbguts mit Lebens- und Umwelteinflüssen, die unsere keineswegs allmächtigen Gene aus- und anschalten können und so darüber entscheiden, ob gewisse Erbanlagen überhaupt zum Tragen kommen. Wenn die Gene die Tasten eines Klaviers sind, dann sind es äußere Einflüsse wie Sport, Nahrungsmittel, Stress oder empfangene Liebe, die darauf herumklimpern. Ohne Pianist bleibt schließlich auch der kostbarste Flügel stumm.

Die Telomere bilden die Enden jener 46 Chromosomen, auf die unser Erbgut (DNA) verteilt ist und die sich als gewundene Doppelspirale im Kern jeder Körperzelle befinden. Jedes Telomer besteht aus dem Chromosomen-Endstück und einer komplexen Ansammlung von Eiweißverbindungen (Proteinen), die das Endstück umgeben, als wollten sie es schützen – und genau das sollen sie auch. Die Eiweißkappen der Telomere könne man sich so ähnlich vorstellen »wie die Plastikkappen an den Enden von Schürsenkeln«; ihre Aufgabe sei es, die verschlungenen DNA-Fäden im Zellkern »fest an sich binden und vor ungewollten chemischen Reaktionen schützen«, schreibt der Hamburger Neurobiologe und Wissenschaftsautor Peter Spork in seinem eindrucksvollen Buch über Epigenetik.[46] In gewissem Sinne halten die Telomere unser Leben zusammen – zumindest mehrere Jahrzehnte lang.

Spork nennt sie deshalb nicht umsonst »eine Art Lebensuhr«. Denn wann immer sich unsere Körperzellen teilen, verlieren die Telomere »ein kleines Stückchen DNA samt Proteinkappe«, werden also etwas kürzer. Je stärker sie verschleißen, desto näher rückt der Tod der betreffenden Körperzelle, und wenn die Telomere aufgebraucht sind, kann sich diese nicht mehr teilen und stirbt einen programmierten Tod.

Damit die Zell-Uhr – und letztlich auch die des jeweiligen Menschen – nicht zu schnell abläuft, gibt es in den Eiweißkappen zum Glück ein Enzym namens Telomerase, das so etwas wie ein biochemischer Jungbrunnen ist, wenn auch kein ewiglich sprudelnder. Es kommt längst nicht in allen Körperzellen vor, aber in einigen der besonders wichtigen Zelltypen sehr wohl – so etwa in Stammzellen, den Multi-Talenten unseres Körpers, außerdem in den Keim- oder Geschlechtszellen sowie in den Immunzellen des Knochenmarks.

Dass die Telomerase auch fast alle Krebszellen vor Alterung schützt und dadurch so bösartig macht, ist die fatale Schattenseite dieses Enzyms. Seine Aufgabe besteht jedenfalls darin, nach jeder Zellteilung die verkürzten Erbgutfäden zu reparieren, indem es sie wieder verlängert und ihnen ein neues Protein-Mützchen aufsetzt. Wie viel von dem Jungbrunnen-Enzym eine Zelle erzeugt, hängt davon ab, wie gesund, ausgeglichen und liebevoll der betreffende Mensch lebt – insofern können wir unser eigenes Erbgut und dasjenige unserer Kinder günstig oder ungünstig beeinflussen.

Und damit sind wir endlich bei Elissa Epel. Die Psychologin von der Universität San Francisco in Kalifornien hat etwas Beklemmendes herausgefunden. Spork zufolge untersuchte sie Menschen, die »über einen längeren Zeitraum hinweg allein einen dementen Angehörigen oder ein chronisch krankes Kind pflegen mussten«. Und siehe da: »Im Vergleich zu gewöhnlich belasteten Gleichaltrigen hatten diese Menschen deutlich erhöhte Stresshormonspiegel im Blut. Und ihre Zellen zeigten eine verringerte Menge des zellverjüngenden Enzyms Telomerase sowie verkürzte Chromosomenenden.«

Elissa Epel hält den Unterschied zur Niedrigstressgruppe in ihrem Test für so beträchtlich, dass er »ungefähr einer um zehn Jahre beschleunigten Alterung entspricht«.[47] Und dabei spielte es keine Rolle, ob und wie gestresst die Probanden sich empfanden. Deren Blut jedenfalls war es, sozusagen. Stress lässt uns also nicht nur alt aussehen – er macht uns auch älter. Und auf den Magen schlägt er uns obendrein.

4. Verdauung vom Reizdarm und dem Bauchgefühl

Den Magen haben wir ja noch vergleichsweise gern, auch wenn uns das nicht davon abhält, ihn immer wieder zu mästen. Nicht nur Eintopf und Vanille-Eis, auch Liebe geht angeblich durch den Magen. Wir können sogar *Schmetterlinge im Bauch* haben, und jemanden, in den wir vernarrt sind, haben wir *zum Fressen gern*, würden uns ihn oder sie also gerne *einverleiben* – eine kulinarische Form der Symbiose, die jedoch ebenso zwiespältig ist wie die neurotische Abhängigkeit zweier Menschen im Allgemeinen. Denn ohne jemanden nicht mehr leben zu können, sollte nicht unser Ziel sein – auch wenn es sich kurz nach einer schmerzhaften Trennung exakt so anfühlen mag.

Der Darm aber könnte den meisten Menschen gestohlen bleiben, obwohl er weitaus mehr ist als ein hinter den Magen geschaltetes Abflussrohr. Die Wahl zum ekligsten Organ würde der Gewundene jedenfalls locker gewinnen. Was soll man auch halten von einem vier bis sechs Meter langen Schlauch, der pausenlos und auf rätselhafte Weise Kartoffeln und Bratwurst, Nudeln und Pflaumenkuchen verwertet und dabei notgedrungen Abfälle erzeugt, die man klammheimlich an stillen Örtchen entsorgt – wobei man obendrein zweifelhafte Gerüche hinterlässt? Lange her, dass Respektspersonen wie der Reformator Martin Luther ohne Verlust des Ansehens ausrufen konnten: »Aus einem verzagten Arsch kommt kein fröhlicher Furz!«

In einer Welt, die auf keimfreie Hygiene und Wohlgerüche aus Deo-Rollern und Toilettensteinen versessen ist, musste der Darm zum Tabu werden. Schon das Wort Kot ist verpönt. Lieber sagt man verschämt »Stuhl«, und ein Mensch, der beim Essen stolz verkünden würde, er habe soeben seinen Darm mal wieder so richtig entleeren und die Toilettenschüssel recht ordentlich füllen können, dürfte künftig eher selten eingeladen werden. Wohl wahr: Unser Verdauungstrakt beschert uns manche Peinlichkeit. Kein Wunder, dass er auch von sich reden macht.

Entscheiden aus dem Bauch heraus

Häufig fällen wir Entscheidungen ohne jedes Zögern – *aus dem Bauch heraus* eben, ein Graus für eingefleischte Kopfmenschen. Doch das viel gerühmte Bauchgefühl sollte man lieber bildhaft verstehen und schon gar nicht mit Intuition gleichsetzen, denn unsere Entscheidungen werden immer noch im Hirn gefällt. Und dennoch ist es gut möglich, dass die Meldungen aus der Tiefe des Bauches im Hirn Resonanz finden und das, was wir für verstandesbetonte Beschlüsse halten, gefühlig einfärben. Manche Forscher nehmen sogar an, dass Erfahrungen des Bauchhirns (offiziell: des enteralen Nervensystems) in der vorderen Hirnrinde des Kopfhirns gespeichert werden.

Nicht nur das Deutsche beschreibt Bauchentscheidungen. So nennen Angelsachsen die Weisheit aus dem Unterleib »gut feeling«, also Darmgefühl. Und wenn US-amerikanische Feuerwehrleute ein hilfloses Kind aus einem schon arg brennenden Haus retten, könnte am Tag darauf in der Zeitung stehen: »It took guts for them to rescue it.« Was nicht heißen soll, dass Därme nötig waren, um Menschenleben zu retten, sondern dass die Helfer dabei gegen das Angstgefühl in ihren Bäuchen angehen mussten.

Heute wissen wir, dass die Darmwand tatsächlich eine Art zweites, stammesgeschichtlich älteres Hirn birgt, das mit seinen rund hundert Millionen Nervenzellen die Verdauung fast im Alleingang regelt – weitgehend unabhängig vom Gehirn im Kopf. Während es von dort oben eher wenige Signale empfängt, meldet das Darm- oder Bauchhirn seinerseits sehr viel hinauf. Etwa 90 Prozent der Nervenbahnen zwischen beiden – nun ja – Hirnen verlaufen von unten nach oben.

Von dem eher einseitigen Signalaustausch spüren wir zum Glück im Normalfall wenig. Doch wenn es im Magen oder Darm rumort oder gar riskant wird – ausgelöst etwa durch Gifte oder verdorbenes Essen –, dann werden wir dessen stärker gewahr, als uns lieb ist. Denn weitaus schneller als der Wind hat das Darmhirn die Gefahr ans Oberstübchen gemeldet, das nun zusehen muss, welche Abhilfe infrage kommt – beispielsweise Durchfall oder Erbrechen.

Auch im Wohl und Wehe des Alltags beeinflusst der Magen-Darm-Trakt unser seelisches Erleben beträchtlich. »Viel körperlich und seelisches Weh hat seine Ursache meist im Bauch«, befand schon der naturheilkundige Pfarrer Sebastian Kneipp (1821 – 1897).

Allerdings erzeugt der Darm nicht nur Gefühle, er reagiert auch auf sie. Sind Kinder traurig oder haben sie vor etwas Angst, leiden sie nicht selten unter schwer erklärlichem Bauchweh. Der Schuh drückt sie gewissermaßen im Magen – und natürlich im Darm. Und wer einen nervösen Magen oder Darm sein Eigen nennt, zeigt damit nur deutlicher als robustere Naturen, dass – außer dem Herzen – kein anderes Organ so sensibel auf Stress, Wut und Trauer reagiert.

Obendrein ist das wirre Geschlängel im Bauch ein wahres Chemielabor für seelisch wirksame Substanzen. In ihm lassen sich drogenähnliche Substanzen wie der Nervenbotenstoff Dopamin, Opiate und beruhigende Benzodiazepine nachweisen – und zwar dort hergestellte. Ein entzündeter Darm produziert zudem selbst Cannabinoide, eine Art körpereigenes Haschisch. Spezielle Zellen der Dünndarm-Schleimhaut schütten über 90 Prozent des im Körper gebildeten Serotonins aus – eines Nervenbotenstoffs, der die Stimmung aufhellt, im Darm aber vor allem dessen Muskelzellen dazu anstachelt, den

Verdauungsbrei Richtung Enddarm und schließlich After weiterzuleiten.

Da sich an den Nervenzellen des Bauchhirns auch die entsprechenden Andockstellen (Rezeptoren) für das sogenannte Glückshormon finden, »kann man bei einem Mangel an Serotonin – oder umgekehrt bei einem Überschuss – ganz ähnliche negative beziehungsweise positive Folgen spüren wie bei einem hormonellen Ungleichgewicht im Hirn«, sagt die Internistin und analytische Psychotherapeutin Gabriele Moser, die an der Wiener Uni-Klinik, dem Allgemeinen Krankenhaus, die gastroenterologische Psychosomatik-Ambulanz leitet. Mangelanzeichen können Krämpfe, Magenschmerzen (»Bauchgrimmen«) oder Übelkeit sein. Doch wenn der Magen-Darm-Trakt quasi im Glück badet, flattern dort Schmetterlinge, oder es düsen völlig abgasfreie *Flugzeuge im Bauch* herum, wie sie schon Herbert Grönemeyer besungen hat.

Was uns schwer im Magen liegt

»Iss und trink! Mit einem vollen Magen ist jedes Übel leichter zu ertragen!« – so steht es geschrieben, wenn auch nur an der Fassade einer Weinstube im rheinland-pfälzischen Braubach nahe Koblenz. Und Weinstuben sind bekanntlich eher selten Vereinslokale von Kostverächtern.

In Wahrheit ist der volle Magen eher ein zusätzliches Übel, mit dem sich die ohnehin schon vorhandenen keineswegs verkleinern lassen. Es fängt schon damit an, dass oft nicht gut schläft, wer eine größere, vor allem fettreiche Mahlzeit erst spätabends verzehrt. Kein Wunder, denn Hirn und Darm sind auch beim Träumen innig verbunden: Durchlebt die obere Schaltzentrale zum Beispiel traumintensive Phasen des Schlafs (sogenannten REM-Schlaf, der sich durch schnelle Augenbewegungen auszeichnet), kurbelt das die Serotonin-Produktion in der Darmwand an, und die Innereien zucken munter mit.[49]

Der Darm träumt also quasi gemeinsam mit dem Hirn; warum also sollte nicht auch umgekehrt der Schlaf gestört sein, wenn sich im überforderten Magen und im Darm kaum etwas regt?

Fachleute wie der Darmhirn-Forscher Emeran Mayer von der Universität von Kalifornien in Los Angeles nehmen das stark an. »Der Magen-Darm-Trakt beginnt sich rhythmisch zusammenzuziehen, wenn er völlig leer ist«, erklärt der deutschstämmige Mediziner jenen Vorgang im Bauch, der sich im Wachzustand als Hungergefühl und Magengrummeln bemerkbar macht. Die wellenartigen Kontraktionen ereignen sich auch nachts, doch erstens spüren wir sie dann nicht, und zweitens halten wir sie im Schlaf nicht an, indem wir etwas essen.

Sinnvoll sind sie jedoch auch dann. Sie befördern nämlich rund um die Uhr – etwa alle 75 bis 90 Minuten – unverdauliche Speisereste wie Knöchelchen und Fremdkörper in Richtung Enddarm, aber auch Bakterien vom Dünn- zum Dickdarm. »Der Rhythmus wird vom Nervensystem der Eingeweide gesteuert und wirkt ganz offensichtlich auch auf unser Hirn«, fügt Mayer hinzu. »Eine üppige Mahlzeit zu verdauen, die wir am späten Abend oder gar nachts zu uns nehmen, kann mehrere Stunden dauern, wodurch das Hirn später als sonst von dem rhythmischen Zusammenziehen des Darms erfährt.« Möglicherweise stört das Ausbleiben dieser Botschaft den Schlaf – bei manchen Menschen mehr, bei anderen weniger.

Lieben mit dem Magen

Selbstbewusste Frauen nehmen sich im Streit auch mal ihre Männer zur Brust, als Mütter hingegen – und dann tatsächlich – ihr Baby. Stille und gestillt zu werden, ist in aller Regel für die Mutter beziehungsweise das Neugeborene pures Glück – nicht nur, weil der neue Erdenbürger auf diese Weise optimal ernährt wird. Das Kind an der Brust erfährt die Mutter obendrein als

Spenderin von Nahrung und Zuwendung; die Mutter wiederum erlebt sich selbst als Quelle wonniger Zufriedenheit.

»Liebe geht schon früh durch den Magen«, sagt Joachim Bauer von der Uni-Klinik Freiburg. »Schon als Säugling hat unser Organismus gelernt, dass uns Saugen an der Mutterbrust beruhigt.« In dieser »Ur-Situation der ersten anlehnenden, abhängigen Liebe« lerne schon das Neugeborene, dass es »etwas in Gegenwart von jemand anderem genießen« darf.

Unentwegt schreibt unser Hirn eine Art Logbuch sowohl über Erlebnisse im Kontakt mit der Außenwelt, als auch über die begleitende Befindlichkeit unseres Organismus. »Dadurch werden äußere, vor allem zwischenmenschliche Situationen mit dem inneren Zustand unseres Organismus verknüpft«, erklärt der Psychosomatik-Fachmann den Effekt. Beim Stillen lerne das Hirn des Babys auf diese Weise: »Wenn ich mich bei jemand Starkem anlehnen und von ihm versorgen lassen kann, brauche ich mich nicht zu fürchten.« Stark verängstigte Erwachsene in Lebenskrisen suchen bisweilen instinktiv die körperliche Nähe der Brust einer mitfühlenden Frau, den Kopf nah an deren – dann freilich meist bedeckten – Brüsten.

Beim Stillen und Saugen wird jedenfalls ein Teil dessen geknüpft, was man Mutter-Kind-Bindung nennt – ein wichtiges Fundament für ein gelingendes Leben. »Die frühe Berührung ist eine Grunderfahrung des Kindes, mit der es Urvertrauen lernt – vor allem durch den Hautkontakt zur Mutter, auch und gerade beim Stillen«, sagt der Psychoanalytiker Günter Heisterkamp, der bis zur Pensionierung an der Universität Essen-Duisburg lehrte. Durch zu wenig Körperkontakt in früher Kindheit könne ein Mensch »nicht den nötigen Halt entwickeln und unsicher werden«.

Allerdings droht auch hier ein Zuviel durch »Mütter, die ihre Säuglinge an der Brust – bildlich gesprochen – ersticken, sie also vereinnahmen und zum Stillen ihrer eigenen Bedürfnisse nach Nähe missbrauchen«, berichtet Heisterkamp. Daraus könne eine zu große Abhängigkeit von der nährenden

Mutter oder auch ein Widerwillen gegenüber nahen Bezugspersonen entstehen. »Ein solches Kind distanziert sich oftmals
als Erwachsener in seinen Beziehungen zu anderen Menschen,
vor allem zu möglichen Lebenspartnern, und fürchtet ein Zuviel an Nähe.«

Auch später im Leben stellen wir Bindungen zu anderen
Menschen über das Essen her – über das für andere zubereite-
te Mittagessen wie auch über das gemeinsam bei Tisch einge-
nommene Abendmahl. Ursprünglich sogar in feindlicher Umwelt, zeigt das Mahl im Beisein anderer Menschen noch heute
allen Beteiligten, dass man zusammengehört und seinen Platz
auf der Welt gefunden hat. Auch der Spruch »Essen hält Leib
und Seele zusammen« spielt darauf an – in einer Welt einander
fremder Singles wäre er nicht entstanden.

Wenn Schisser sich verpissen

Es passierte früher beim Räuber-und-Gendarm-Spiel ausgerechnet dann, wenn die Fahnder sich dem Versteck des Ge-
jagten bedrohlich näherten. Plötzlich drückte ihn die Blase
– zum Glück nur sie. Auch vielen Prüflingen, Sportlern oder
Bewerbern dürfte das Phänomen des plötzlichen Harndrangs
bekannt sein: Kurz bevor es ernst wird, muss man »schnell
noch mal« zur Toilette – ein klarer Fall von Nervosität.

Die Harnblase, ein Zwischenspeicher für Urin, befindet sich
im kleinen Becken und wird über die Harnleiter von den Nieren nach und nach befüllt. Sie liegt unmittelbar auf dem Be-
ckenboden, einer Muskel- und Sehnenplatte. Haben sich beim
Mann mindestens etwa ein Drittel-, bei der Frau ein Viertelliter
Urin in der Blase angesammelt, kommt der Drang auf, sie zu
leeren. »Stress und emotional bedingte Anspannung (Angst,
Ärger, Wut) führen schon bei einer geringeren Befüllung als
300 Milliliter zum Harndrang und lösen das Signal für die
willkürliche Leerung aus«, schreibt der Psychotherapeut Hans

Morschitzky.[50] Er wagt auch eine Vermutung, wozu der nervöse Drang gut sein könnte: »Darm- und Blasenentleerungen bei Angst und Gefahr sind im Rahmen der Evolution zu verstehen: Durch den Gewichtsverlust wird die Flucht erleichtert.« Eine Sichtweise, die auch Gabriele Moser, teilt: »Auch flüchtende Tiere, zum Beispiel Vögel, lassen hinten noch schnell ein Batzerl los« – eine kleine Menge also.

Der Freiburger Mediziner Kurt Fritzsche ist anderer Ansicht: »Normalerweise sollte man auf der Flucht ja gerade keinen Durchfall bekommen, weshalb es eine nützliche Antwort des Körpers auf Angst wäre, die Darmtätigkeit zu verringern«, gibt der Psychosomatik-Experte zu bedenken. Schließlich wolle man ja »abhauen oder kämpfen, und zwar unbehindert durch Stuhlgang oder Blasenentleerung«. Den Beweis dafür, was nun der wahre biologische Sinn der Reaktion ist, wird niemand führen können, sodass es hier nur um mehr oder minder plausible Erklärungen gehen kann.

Jedenfalls wird wenig mitfühlend »Schisser« genannt, wer vor Angst oder Aufregung den Eindruck erweckt, nicht an sich halten zu können. Die Österreicher gestehen: »Ich scheiß mich an«, wenn ihnen der Arsch auf Grundeis geht und dabei schlimmstenfalls so poltert wie ein Schiff, das über ein Flussbett schrammt, auf dem in harschen Wintern Wasser festgefroren ist. Auch im angelsächsischen Sprachraum gibt es entsprechende Metaphern: »He scared the shit out of me« meint in etwa: »Ich habe mir seinetwegen vor Angst in die Hosen geschissen.«

Doch wie kommt es soweit? »Angst aktiviert das autonome Nervensystem und beschleunigt die Darmpassage«, erklärt Fritzsche die nervöse Reaktion. Stress lässt den Darm hochaktiv werden, »sodass er sich stark bewegt und sich sogar krampfartig entleeren kann«, fügt Gabriele Moser als Spezialistin für die enge Verzahnung von Verdauung und Seele hinzu. Vor allem bei Menschen, die akut um ihr Leben fürchten, macht der Schließmuskel schlapp, und alles geht buchstäblich in die Hose – oder ins Hemd, falls es denn lang genug dazu ist.

Joachim Bauer, der am Freiburger Uniklinikum die Psychosomatik-Ambulanz leitet, spricht in diesem Fall von einer »überschießenden Aktion« des vegetativen Nervensystems. Der unwillkürliche Vorgang nehme seinen Lauf, »wenn weder Kampf noch Flucht Aussicht auf Erfolg haben«. Die Folge sei »eine Art Ohnmacht-Reaktion« mit Schwindelgefühl, Blutdruck-Abfall und der beschriebenen regen Darmaktivität als Ausdruck der Ausweglosigkeit. »Früher wäre man dann wohl von einem Raubtier gefressen worden«, vermutet der Mediziner. Vorausgesetzt freilich, der Höhlenlöwe oder ein anderer Beutegreifer der Eiszeit haben sich vom üblen Geruch ihrer zitternden Beute nicht den Appetit verderben lassen.

Bei manchen Menschen ist das Gefühl, schon wieder zu müssen, längst ein lästiger Begleiter geworden, wenn auch zum Glück nur in ganz bestimmten Lebenslagen und in aller Regel auf die Blase beschränkt. »Bei Patienten, die häufig über plötzlichen Harndrang klagen, steckt oft eine Angst-Symptomatik dahinter«, hat Kurt Fritzsche feststellen können. Er denkt zum Beispiel an den Fall eines Referendars im Schuldienst, »der immer Harndrang-Attacken hatte, wenn er vor einer Klasse Unterricht hielt«. Am schlimmsten plagte ihn die Blase, wenn der Vertreter des Oberschulamts anwesend war. »Dann hat er es nicht mehr ausgehalten«, berichtet Fritzsche.

Später zeigte sich, dass der Referendar eigentlich eine ganz zwiespältige Einstellung zum Lehrerberuf hatte und zudem eine Wut auf das Oberschulamt – und auf den Schulleiter. »Am liebsten würde ich ihm ans Bein pinkeln!«, hat er Fritzsche gegenüber gestanden. Dessen Fazit: »Er wollte sich also einerseits quasi verpissen, aber auch aggressiv sein« – wobei verpissen hier auf die ängstliche Flucht anspielt, ganz wie es der höhnische Ausruf »Verpiss dich!« deutlich macht, der ja im Grunde bedeutet: Du hast doch Angst, also hau ab!

Menschen mit wiederkehrendem plötzlichem Harndrang sind nicht etwa inkontinent, können also ihren Harnfluss grundsätzlich gut kontrollieren. Lediglich in bestimmten Auslöse-Situationen müssen sie unweigerlich zur Toilette. »Manchmal kommt dann gar nicht viel Harn, weil sie vorher schon zur Toilette gewesen sind. Und dennoch müssen sie«, sagt Fritzsche. Dies könne man als eine Variante der sogenannten schwachen Blase bezeichnen, unter der viele Menschen, insbesondere Frauen, leiden.

Bleibt erstens noch das Rätsel, warum man in Sichtweite der rettenden Autobahnraststelle oder beim Erspähen einer öffentlichen Toilette während des Stadtbummels kaum noch an sich halten kann, während der Drang noch wenige Sekunden vorher beherrschbar erschien. »Dann lässt der Wille nach, dem Harndrang zu widerstehen«, meint Fritzsche. Die nahe Toilette ist dann buchstäblich erlösend. Und wehe, sie ist besetzt!

Und zweitens harrt noch die Sextanerblase einer Erklärung, deren Träger sich bei der Lehrerin etwa einmal pro Stunde durch wildes Aufzeigen bemerkbar machen. Doch vermutlich sind die frischgebackenen Gymnasiasten (und Realschüler wohl auch) einfach nur etwas aufgeregter als die schon viel abgebrühteren Zehntklässler – vor allem während der ersten Schultage. Ohnehin habe der wiederholte Wunsch nach einer Pinkelpause »weniger mit dem Lebensalter zu tun, sondern eher mit dem persönlichen Reaktionstyp«, befindet Roland Reinehr, Oberarzt der Klinik für Gastroenterologie, Hepatologie und Infektiologie am Universitätsklinikum Düsseldorf. »Die einen müssen vor einer Prüfung oder einer Operation noch schnell zur Toilette, um sich buchstäblich zu erleichtern; anderen schlägt Aufregung eher auf den Magen.«

Der ist ganz schön sauer

Täglich sondert der menschliche Magen 1,5 bis 2,5 Liter Magensaft ab, dessen Hauptaufgabe darin besteht, die aus der Speiseröhre kommende Nahrung zu desinfizieren und zu durchmischen. Dank seines rund 0,5 prozentigen Gehalts an Salzsäure weist der Magensaft je nach Befüllung des Nahrungsspeichers einen pH-Wert (»Säurewert«) von 1 bis 3 auf; im geleerten Zustand ist er damit deutlich saurer als Zitronensaft (ph-Wert 2 bis 2,5). Das reicht, um viele Bakterien, die wir uns mit Brathähnchen, Kopfsalat und Eiscreme einverleiben, unschädlich zu machen – doch längst nicht alle.

US-Forscher der kalifornischen Universität Stanford um die Mikrobiologin Elisabeth Bik fanden im Magen fast 130 Bakterienarten – ausgerechnet dort, wo man in den Jahrzehnten zuvor von einem für Keime absolut oder zumindest nahezu lebensfeindlichen Milieu ausgegangen war.[51] Bestimmte Menschen neigen genetisch dazu, vermehrt Magensäure zu produzieren. Unklar sei zwar, ob, wann und wie diese Besonderheit auch das emotionale Befinden beeinflusse, räumt der Freiburger Psychosomatiker Michael Wirsching ein. »Wir wissen aber, dass emotionaler Stress, insbesondere Aggression und Zuwendungswünsche, die Säureproduktion antreiben.«[52] Dadurch könne das gesundheitsbedenkliche Bakterium Heliobacter pylori »in der ihres Schutzmantels beraubten Schleimhaut sein Zerstörungswerk beginnen und aus eigenem Vermögen fortsetzen«.

Bei Menschen mit normaler Magensäure-Produktion kann Dauerstress, wie er zum Beispiel »durch massive Belastungen nach schweren Traumen« auftrete, die Durchblutung der Magenschleimhaut drosseln, wodurch diese anfällig für Säure und Bakterien werde. Auf beide Weisen begünstigt seelische Anspannung also in der Tat ein Magengeschwür.

Mehr Magensäure bei Stress und Ärger: In diesem Sinne kann man im wahrsten Sinne des Wortes *sauer werden* – und auf Dauer womöglich zu einem *säuerlichen* Menschen. »Beim Sodbrennen, das ja ebenfalls oft als psychosomatische Reaktion auf innere Anspannung auftritt, haben die Menschen vielleicht schon vor langer Zeit bemerkt, dass der Atem des Betroffenen auf einmal säuerlich roch«, vermutet Wirschings Freiburger Fachkollege Kurt Fritzsche. »Deshalb könnte der Begriff des Sauerseins durchaus so entstanden sein.« Umso mehr, weil manchen verärgerten Menschen ein Zuviel an Magensäure als Folge ihres Unmuts *übel aufstößt*. Und das spüren – und riechen – sie am heftigsten selbst.

Wer weiß, vielleicht widerfuhr das sogar dem ehemaligen Bundespräsidenten Horst Köhler, über den nach seinem überraschenden Rücktritt am 31. Mai 2010 in der Süddeutschen Zeitung zu lesen war: »Er geht, weil er auf Deutsch gesagt stinksauer ist, was bei seinem letzten Auftritt nicht allzu schwer zu erkennen war.«[53] Ob man es auch riechen konnte, ist nicht überliefert, denn ein Staatoberhaupt wahrt bei Verlautbarungen stets gebührenden Abstand zur Pressemeute. Im Dunstkreis Köhlers stand nur seine Frau.

Mir dreht sich der Magen um

»Mami, ich habe so ein komisches Gefühl im Bauch«, klagen kleine Kinder, wenn ihr Magen sich seltsam flau anfühlt. Irgendwie scheint dieser sich selbstständig gemacht zu haben und nicht mehr an der richtigen Stelle zu sitzen – ein Missempfinden, das auch Erwachsene kennen, bloß geben sie es selten zu. »Seelische Irritationen des Magens erfolgen über den Vagus-Nerv, der zum vegetativen Nervensystems gehört«, sagt der Psychosomatiker Joachim Bauer. »Er entspringt dem Stammhirn und kann den Magen in Aufruhr versetzen, wenn wir uns ängstigen oder überfordert fühlen.«

Der Vagus ist der größte Nervenstrang des für Ruhe und Schlaf sorgenden parasympathischen Nervensystems. Er führt aus dem stammesgeschichtlich alten Nachhirn im Hinterkopf in den Körper hinab, verzweigt sich dort vielfach und mischt bei der Regulation nahezu aller inneren Organe mit. Häufig revoltiere der Magen (oder vielmehr der Vagus-Nerv), »wenn wir gezwungen sind oder uns selbst zwingen, selbstständig zu werden, etwa indem wir uns von Menschen lösen oder gar trennen, bei denen wir uns geborgen gefühlt haben«, erklärt Bauer das Zustandekommen des flauen Gefühls im Bauch. Krank davon könne ein Magen aber nur bei jemandem werden, »der sich aus biografischen Gründen übermäßig vor dem Aufgeben beschützender Bindungen fürchtet«.

Ein Austauschstudent, der von Oldenburg oder Erlangen für ein Jahr ins australische Sidney geflogen ist und beim ersten Erwachen in der Fremde meint, sein Magen rotiere in der Bauchhöhle wie ein Brummkreisel, braucht sich also nicht zu fürchten. Zum außerordentlichen Glück des Irritierten dreht sich sein Magen nicht wirklich um die eigene Achse.

Cholerisch veranlagte Menschen machen ihrem Ärger durch Brüllen und Toben meist rasch Luft, wenn auch zum Leidwesen ihrer davon betroffenen Mitmenschen. Ein sogenannter Magen-Typ hingegen neigt dazu, seinen Ärger in sich hineinzufressen – eine Speise von äußerst bescheidenem Nährwert, die einem auf lange Sicht obendrein das Leben vergällen kann. »Experimentelle Studien haben zeigen können, dass der Magen eines verängstigten oder anderswie künstlich gestressten Menschen sich nicht mehr so stark dehnen kann wie bei einem entspannten Menschen«, berichtet die Wiener Psychosomatikerin Gabriele Moser. »Der Magen krampft sich zusammen und kann dann viel weniger Nahrung aufnehmen.« Genau das spüre man auch bei Aufregung und Angst.

Kein Wunder also auch, wenn uns ein übellauniger Vorgesetzter heftig kritisiert und so den Appetit verdorben hat. »Dann ist uns praktisch jeder Bissen zuviel«, fügt Moser hinzu. Manchmal verkrampfe sich bei Stress sogar schon die Speiseröhre so arg, »dass wir keinen Bissen oder Schluck mehr herunterbringen«. Dann steckt die Kehle spürbar in der Klemme und ist wie zugeschnürt, so dass man buchstäblich schlucken muss vor Angst, damit dieser dumme *Kloß im Hals* verschwindet – ein Phänomen, das uns noch beschäftigen wird.

Dass der Schluckvorgang selbst seelisch beeinflusst wird, zeigt schon die Redensart, jemand habe im Leben *ganz schön viel schlucken müssen*. Hieraus wird der Widerwille deutlich, etwas, das man am liebsten von sich weisen würde, nicht nur zu-, sondern auch in sich vordringen zu lassen – eine ungeheuere Zumutung.

Bisweilen entwickelt sich die Abwehr des Hinunterschluckens zu regelrechter Schluckangst. Für manche Psychosomatiker »liegt die Vermutung nahe, dass eine nicht bewusste, abwehrende Einstellung gegen die Nahrungsaufnahme in dieser Form der Funktionsstörung ihren Ausdruck findet«, und zwar vornehmlich bei hysterischen Menschen oder bei depressiven Hypochondern, die überall in sich Krankheiten wähnen, am liebsten Krebs – warum also nicht gleich einen Tumor am Kehlkopf oder in der Speiseröhre?[54]

Auf den Magen schlagen können auch Schuldgefühle – etwa nach einem Verstoß gegen die Erziehungsprinzipien der Eltern. In seinem Buch »Körper, Seele, Mensch« berichtet der Frankfurter Chirurg Bernd Hontschik von typischerweise montags auftretenden Bauchschmerzen bei Mädchen oder jungen Frauen, die von ihnen selbst oder ihren Eltern als Blinddarmentzündung missdeutet und in zwei von drei Fällen unnötig operiert worden sind.[55] Auslöser aber waren oftmals familiäre Spannungen am Wochenende davor. »Die Tochter feiert samstags, macht erste sexuelle Erfahrungen, und die Eltern sind beunruhigt«, sagt der psychosomatisch orientierte Mediziner.[56] Daraufhin plagten die Tochter Gewissensbisse. »Und Spannungen und Schuldgefühle können Bauchschmerzen auslösen«, weiß Hontschik aus einfühlender Erfahrung.

Ich hab`s endgültig satt

Weniger dramatisch, dafür aber viel häufiger ist das Gefühl, das uns etwas gleichsam schwer im Magen liegt. Gemeint ist hier keine fette Speise, sondern ein misslicher oder trauriger Vorfall, der uns erregt hat und nun in uns nagt. Umso schlimmer, wenn beides zusammenkommen soll: Essen und Kummer

– oder auch Ärger. Denn die Natur scheint es so eingerichtet zu haben, dass Mensch und Tier ihre Nahrung am besten in Ruhe zu sich nehmen und sich dabei Zeit lassen sollten – ganz anders als in unserer Schling-und-Mampf-Gesellschaft üblich. »Bei Stress und Angst funktioniert die Verdauung sinnvoller Weise nicht«, merkt Gabriele Moser an. Der Magen hat dann *alles satt.* Was auch besser so ist: Denn wenn im Bauch ohnehin nichts mehr vorangeht, läge uns jedes Essen »wie ein Stein im Magen und verursacht Magendruck«, sagt der Düsseldorfer Mediziner Roland Reinehr.

Zur bescheidenen Vereinbarkeit von Unwohlsein und Nahrungsaufnahme passt, dass auch Depressive häufig appetitlos sind. Messungen an Betroffenen haben ergeben, dass Depressionen und bestimmte Angsterkrankungen die Passage von Nahrung durch den Magen-Darm-Trakt enorm verlangsamen. Deshalb muss man auch einen Schicksalsschlag erst einmal verdauen, also in Ruhe verwinden.

Allerdings gibt es Traurige, die ohne sonderlichen Appetit eine Menge in sich hineinstopfen. Ihr Kummer hungert nicht nach Essen. Die Fressgier der Bedrückten sei lediglich eine »lustbetonte Ersatzbefriedigung«, wie Moser es nennt. Denn man verbinde das Essen mit jener Beruhigung, die der oder die Betreffende an der Mutterbrust erfahren und dabei verinnerlicht hat.

Das klingt auf den ersten Blick widersinnig: Bei Angst und Ärger verweigert sich der Magen, bei Liebeskummer oder anderer Trauer will er Schokolade, Popcorn oder Currywurst. Doch entscheidend sei die Dauer des Affekts, meint die Wiener Ärztin: »Den akuten Stress oder Angstschock kann man nicht gleichsetzen mit einer länger anhaltenden Unlust oder Unzufriedenheit, die zum Essen verführt – und diese wiederum nicht mit einer schweren Depression.«

Ganz schön gereizt, dieser Darm

Als bedürfte es an dieser Stelle noch eines weiteren Indizes dafür, wie eng Seele und Darm ineinander wirken: Bei etwa der Hälfte aller Patientinnen (es sind vorwiegend Frauen), die gegenüber ihrem Arzt von Durchfall, Bauchweh oder Verstopfung klagen, findet der Doktor keine organische Ursache. Mediziner und längst auch Heerscharen von Betroffenen in Internet-Foren sprechen dann vom Reizdarm (Colon irritabile). In vielen Fällen können überaktive Mastzellen in der Darmwand verantwortlich dafür sein. Das Leiden ist lästig und langwierig, doch bringt es einen nicht um.

Etwa 40 bis 50 Prozent jener Frauen, die einen Facharzt wegen eines Reizdarms aufsuchen, berichten von Missbrauchserfahrungen in ihrem Leben. »Es gibt natürlich sehr viele Patientinnen mit Reizdarm, die nie missbraucht worden sind, doch die sehen wir nicht in unseren Praxen«, sagt Gabriele Moser, die in ihrer Psychosomatik-Ambulanz immer wieder Reizdarm-Fälle verzeichnet. Missbrauch bedeutet auch hier nicht immer die Erfahrung sexueller Übergriffe. Gemeint sind bisweilen auch physische Gewalt und seelische Grausamkeit, zum Beispiel in Form von permanenter, schwerwiegender Erniedrigung oder Unterdrückung, etwa in Gestalt strengster Ausgeh- und Umgangsvorschriften.

»Häufig zieht sich der Missbrauch schon lange hin oder hat sogar in der Kindheit begonnen«, berichtet Moser. Die betroffenen Frauen stammen nicht selten aus Familien, in denen Gewalt gängig war, und verbinden sich später – in tragischer Wiederholung des bekannten Musters – mit brutalen Männern. »In höheren sozialen Schichten findet man eher psychischen als körperlichen Missbrauch«, sagt die Medizinerin. »Da wird sehr viel mit Angst und Strafandrohungen gearbeitet.« Das gebiert Langzeiteffekte: Betroffene reagieren dann nämlich auch später nicht verbal durch entlastende Widerworte, sondern körperlich – eben mit einem gereizten Darm.

Da kommt mir aber echt die Galle hoch

Die gelbe bis dunkelgrüne Galle hat einen pH-Wert von 8 bis 8,5 und gilt deshalb als schwach basisch – sie ist also keineswegs sauer, aber bitter. Die Leber eines Menschen stellt jeden Tag etwa 0,7 Liter davon her, damit der magensaure Speisebrei den Darm nicht schädigt und dieser anfallende Fette leichter verdauen kann. Das ist aber bei Weitem nicht die einzige Aufgabe der zähen Gallenflüssigkeit – ein Loblied auf sie müsste etliche Strophen lang sein.

Sagen wir von einem Zeitgenossen, er sei ein *galliger* Mensch, sind das nicht gerade Liebesworte – wobei es Menschen gibt, die einen bitterbösen Humor sehr zu schätzen wissen. Wer jedoch mit großem Vergnügen laufend *Gift und Galle spuckt,* in Wahrheit natürlich böse Worte, wird bestenfalls wenige Freunde haben. Doch ginge das überhaupt: Galle spucken? Kann sie uns, wenn wir uns ärgern, wirklich hochkommen, wie es die Redensart vorgibt?

Die Galle sickert normalerweise von der Leber in die Gallenblase, wo sie erst einmal gespeichert wird. »Von dort fließt sie bei Bedarf – zum Beispiel nach einer fettreichen Mahlzeit – schwallartig über die Gallenwege in den Zwölffingerdarm ab«, sagt der Mediziner Roland Reinehr.

Wenn ein Mensch unter Stress ist und die aufgenommene Nahrung Magen und Darm deshalb nur verzögert passiert, könne es dem Betreffenden übel aufstoßen. »Gemeint ist dabei aber in der Regel die Magensäure, da die Galle nur selten rückwärts in den Magen gelangt«, stellt Reinehr klar. Wenn die Galle tatsächlich hochkommt, wir sie also erbrechen, ist das ein ernstes Warnzeichen. Dann stimmt entweder etwas am Magenpförtner nicht, der Schleuse vom Magen hinab zum Dünndarm, oder der Abfluss der Galle über den Dünndarm ist behindert, zum Beispiel bei einem Darmverschluss.

Das kotzt mich an

Ekel dürfte in der Rangliste der widerlichen Gefühle einen der oberen Plätze einnehmen, wenn nicht gar Spitzenreiter sein. Der Mensch empfindet Abscheu vor Ekelhaftem, um sich vor Schäden zu bewahren – entweder, indem Ungenießbares oder Ansteckendes nicht verzehrt oder der Kontakt zu angeblich oder tatsächlich Giftigem in der Umwelt gemieden wird – zum Beispiel zur über zwanzig Zentimeter groß werdenden Aga-Kröte (Bufo marinus), deren Haut mit Schleim überzogen ist, der die menschliche Haut stark reizt. Der Verzehr der Kröte oder ihrer Eier kann sogar tödlich sein, wie Einzelfälle gezeigt haben.

Während uns nach heutiger Kenntnis die Fähigkeit zum Ekel angeboren ist, sind die Gegenstände, vor denen wir Abscheu empfinden, zumindest großenteils kulturell verschieden – insofern also lernt unser Hirn, bestimmte Tiere, Dinge oder Flüssigkeiten eklig zu finden. Zudem kann sich unser Ekelgefühl über die Jahre verändern: Die meisten Kleinkinder, die noch wonnig und versonnen einen Popel verspeisen, würden dies als Erwachsene nicht mehr freiwillig tun. Schon beim Gedanken an den Verzehr des eingetrockneten Nasenschleims würde ihnen speiübel.

Umstrittene Fernseh-Shows wie das von RTL ausgestrahlte Dschungelcamp (eigentlich »Ich bin ein Star – Holt mich hier raus!«) spielen bis zum Erbrechen mit dem Ekelgefühl und setzen dabei leider erfolgreich auf den Hang des Menschen zum Voyeurismus. Abgehalfterte Prominente und solche, die vielleicht nicht einmal das waren, müssen sich widerwärtigen Erlebnissen aussetzen, zum Beispiel intensivem Kontakt mit Maden und Kakerlaken. Auch beißen die Dschungelcamper Käfern den Kopf ab oder lassen sich in stinkende Gülle tauchen.

Damit beweisen die Teilnehmer der Show nicht nur, dass sie für Geld oder öffentliche Aufmerksamkeit fast alles zu tun bereit sind, sondern riskieren auch Herpes-Bläschen. Denn Wissenschaftler der Universität Trier konnten wie schon erwähnt zeigen, dass bereits der Anblick schmutzigen Geschirrs das Immunsystem stressen und also schwächen kann. Infolgedessen nehmen die in den meisten Menschen (so in etwa 90 Prozent der Bundesbürger) lauernden Herpes-Simplex-Viren überhand und lassen beispielsweise Lippenbläschen schwellen.[57]

Ekel und Abscheu drücken wir aus, indem wir die Nase rümpfen und das Gesicht verziehen, aber auch durch Worte. Etwas, das uns ankotzt, finden wir abstoßend, obwohl es ja eigentlich an uns selbst wäre, uns zu übergeben, um etwas möglicherweise Schädliches wieder loszuwerden.

Interessanter ist die Frage, ob uns ein Mensch in diesem Sinne ankotzen kann – und zwar wegen seiner Art oder seines Verhaltens, wie es die Redensart vorgibt, nicht etwa wegen seines Körpergeruchs oder verdreckter Wäsche. »Dass ein menschliches Gegenüber alleine einen Brechreiz im Betrachter auslösen kann, kann man sich allenfalls über ein starkes Ekelgefühl vorstellen – aber vieles hier ist auch noch nicht erforscht«, sagt Roland Reinehr.

Das geht ihr an die Nieren

Rotbraun und bohnenförmig liegen die beiden Nieren des Menschen hinter dem Bauchfell beiderseits der Wirbelsäule; jede von ihnen 120 bis 200 Gramm schwer. An diesem viertel bis halben Pfund Gewebe tragen wir also nicht schwer – doch wehe, die Nieren fallen beide aus. Nichts im Körper kann diese Multi-Talente ersetzen.

Sie regulieren erstens unseren Wasserhaushalt – wie wir schon daran sehen können, dass unser Urin mal hell und also stark verdünnt ist, wenn wir zuletzt viel Wasser getrunken haben, oder aber dottergelb, wenn die Nieren mit knappem Körperwasser auskommen müssen. Oft verspüren wir dann auch schon Durst.

Über den Wasserhaushalt steuern die Nieren zweitens den Blutdruck mit. Denn dieser hängt auch von der Blutmenge ab – und zwar so: Je mehr wasserbindendes Natrium unser Blut enthält, desto mehr Wasser kann der Körper speichern – und umso mehr Blut kreist im Adernetz. Indem nun die Nieren den Gehalt des Blutes an darin gelösten Metall-Ionen (Elektrolyten) wie Kalium, Magnesium, Calcium und eben auch Natrium steuern, erhöhen oder senken sie auch den Blutdruck. Hier liegt der Grund dafür, dass für Kochsalz (Natriumchlorid) empfindliche Hochdruck-Patienten ihr Essen damit nur sehr sparsam würzen sollten.

Doch die Nieren können noch mehr: Sie scheiden Stoffwechsel-Substanzen wie Harnsäure und Harnstoff aus, außerdem Reste von Arzneien, die vom Körper nicht verwertet werden, sowie giftige Abfallstoffe (Toxine), die der Körper selbst produziert und von denen er sich über den Urin befreit. Zudem verhindern sie, dass unser Blut zu sauer oder zu alkalisch wird, und stellen neben diversen Hormonen auch Zucker (Glucose) her.

Wenn uns etwas an die Nieren geht, ist also Gefahr im Verzug – wie immer, wenn ein lebenswichtiges Organ bedroht ist. Die Frage ist nur, ob Ärger, Trauer und Kummer wirklich riskant für unsere Blut-Kläranlage sind, wie die bekannte Redensart es nahelegt.

Tatsächlich spricht einiges dafür – nicht nur die Bibel. In ihr »gilt die Niere als Sitz der Seele und Emotionen«, sagt der Nephrologe (Nierenkundler) und Internist Gunter Wolf, Direktor der Klinik für Innere Medizin III am Universitätsklinikum Jena. Dabei wurde das Doppelorgan häufig in einem Atemzug mit dem Herzen genannt, was noch heute an der Aussage ersichtlich ist, etwas müsse *auf Herz und Nieren* geprüft werden.

Diese Wendung prägte so ähnlich bereits Martin Luther in seiner deutschen Bibel von 1545 (nämlich im Psalm 7,10):

»Lass der Gottlosen Bosheit ein Ende nehmen, aber die Gerechten lass bestehen; denn du, gerechter Gott, prüfest Herzen und Nieren.« Speziell im Alten Testament, seltener im Neuen, werden die Nieren »metaphorisch betrachtet als Sitz der Gefühle, der Unterscheidung von Gut und Böse, der innersten Gedanken und geheimsten Absichten, deren Beurteilung nur Gott zugänglich ist«.[58]

Mediziner von heute wissen, dass seelische Erregung sehr handfest auf die Nieren einwirken kann. Lästig, aber nicht schädlich ist der schon behandelte, verstärkte Harndrang bei Aufregung. Häufiger oder anhaltender Stress hingegen tut den Nieren überhaupt nicht gut. Bei Menschen mit Bluthochdruck (Hypertonie) sind Nierenleiden eine der häufigsten Todesursachen.

Was die Sache verzwickt macht: Nieren und Blutdruck beeinflussen sich wechselseitig. »Hoher Blutdruck schädigt die Nieren, und umgekehrt führt eine chronische Nierenschädigung oder -erkrankung zu Hypertonie«, sagt Walter Hörl, der die Klinische Abteilung für Nephrologie und Dialyse an der Medizinischen Universität Wien leitet. »Bluthochdruck schädigt die vielen großen und kleinen Blutgefäße in der Niere.« Das gelte auch für die kleinsten, die Kapillarschlingen, die den eigentlichen Blutfilter aufbauen, das Glomerulum. »Ist in den Kapillarschlingen der Blutdruck erhöht, treten Eiweiße des Blutes in den Urin über – speziell das sogenannte Albumin, dessen Anteil am gesamten Bluteiweiß normalerweise etwa 60 Prozent ausmacht«, schildert Hörl den Vorgang. »Und je mehr Eiweiß in den Urin überwechselt, desto weiter schreiten Nierenerkrankungen fort.« Denn die Niere ist nun bestrebt, ihren Proteinverlust wieder auszugleichen, indem sie das verlorene Eiweiß aus dem Urin zurückzugewinnen versucht – Hörl zufolge »auf den ersten Blick ein vernünftiger Mechanismus«.

Doch um das zu bewerkstelligen, werden Entzündungszellen des Immunsystems in die Niere gelockt, die mit ihrem Instrumentarium – darunter aggressive Sauerstoffradikale – Bakterien abtöten wollen. Bloß: Solche sind gar nicht vorhanden. Und so zerstören die Immunzellen fatalerweise das Binde- und Stützgewebe, das die Niere umgibt und zudem den Raum zwischen den funktionellen Nierenzellen einnimmt. Das führt zur sogenannten interstitiellen Fibrose – einer krankhaften Vermehrung des Bindegewebes, letztlich ein Reparaturversuch

Verblüffendes über einen Anrüchigen

Der 1,20 bis 1,80 Meter lange Dickdarm und der etwa doppelt so lange Dünndarm messen beim Erwachsenen zusammen durchschnittlich 5 bis 6 Meter. Ausgebreitet würden die gefalteten Schleimhäute des Darms eine Fläche von 200 bis 400 Quadratmetern einnehmen, 100- bis 200-mal so viel wie die Haut.

Im Dickdarm leben Billionen von Bakterien, die unser Immunsystem trainieren und dabei helfen, die Nahrung aufzuschlüsseln. Sie haben Schritt für Schritt den ursprünglich keimfreien Verdauungstrakt des Neugeborenen besiedelt. Bei Erwachsenen leben allein im Darm mindestens 160 Bakterienarten, deren Artenspektrum sich von Mensch zu Mensch zum Teil deutlich unterscheidet.[59]

Der Darm in einem 75-jährigen Menschen hat bis dahin rund 30 Tonnen fester Nahrung verdaut – beispielsweise gut 4,6 Tonnen Fleisch und Wurst, wenn der Jahreskonsum bei 62 Kilo liegt, dem aktuellen Pro-Kopf-Durchschnitt (Vegetarier allerdings eingeschlossen). Hinzu kommen etwa 50.000 Liter Flüssigkeit – ein kleines Schwimmbecken voll.

Rund 70 Prozent der Immunzellen unserer körpereigenen Abwehr sitzen im Darm. Auch deshalb ist es sehr heikel, ihn zu verpflanzen, denn die Immunabwehr des Organ-Empfängers stößt das fremde Verdauungsorgan besonders heftig ab.

durch neu gebildetes Narbengewebe. »Je stärker die Fibrose, um so schneller geht es mit der Nierenfunktion bergab«, sagt Hörl.

Das Seltsame daran ist, dass die Niere sich ein Eigentor schießt, indem sie die Entzündungszellen auf den Plan ruft. Doch den Wiener Nierenspezialisten wundert das keine Spur: »Häufig macht unser Körper bei Reparaturversuchen mehr kaputt, als er repariert.«

Ohne Studien darüber vorlegen und gar einen Beweis führen zu können, haben manche Mediziner den Eindruck, dass Menschen mit kranker Niere auffallend oft recht wesensähnlich sind. »In meiner neunmonatigen Zeit auf einer Dialyse-Station sind mir Nierenpatienten immer stark aufgefallen als gefühlsstarr erscheinende, misstrauisch-mürrisch-verärgerte Menschen«, weiß der Mediziner Joachim Bauer zu berichten. Insofern erscheint ihm ein Bezug von Ärger und Wut zur Niere plausibel. Vielleicht drehe sich bei der Niere vieles um das Thema Angst, wagt Bauer einen Gedanken, den er vorsichtshalber als »pure Spekulation« verstanden wissen will: Entweder die Niere produziere, wenn jemand sich fürchtet, rasch viel Harn, »oder die Angst wird abgewehrt zugunsten einer starren, mürrisch-abwehrenden Haltung, und dann geht die Niere selbst kaputt«.

Ähnlich einschlägige Erfahrungen mit Nierenkranken hat Wolf-Jürgen Maurer gemacht, Chefarzt der psychosomatisch orientierten Panorama-Fachklinik Scheidegg im Allgäu. Bei solchen Menschen spielten »oft Unsicherheit und mangelndes Urvertrauen eine Rolle – etwa die diffuse Angst, im Alltag oder in der Welt nicht bestehen zu können«, sagt der Facharzt für Allgemeine und Psychosomatische Medizin. Diese »häufig alten Grunderfahrungen und traumatischen Erlebnisse – aber auch aktuell erschütternde oder enttäuschende Beziehungen – graben sich mitunter tief in die organische Substanz ein«.

Maurer warnt allerdings davor, sich zu übertriebenen Deutungen zu versteigen: »Man kann das nicht genau beweisen und erklären«, sagt der Experte für Leib und Seele. Es gebe auch keine Zwangsläufigkeit etwa dergestalt, dass jemand mit mangelndem Urvertrauen auf jeden Fall irgendwann Nierensteine oder dergleichen bekomme. »Doch meine ärztliche Erfahrung zeigt einfach, dass solche Grundängste und Unsicherheiten sich erkennbar häufig in Nierenleiden niederschlagen.«

Die Frage ist freilich: Was war ursächlich zuerst da – das mürrisch-ängstliche Wesen oder das hartnäckige Nierenleiden? »Wenn ich chronisch krank bin und weiß, ich könnte irgendwann einmal von einer Dialyse-Maschine abhängig sein, so ist dies kein Grund zur Euphorie«, merkt der Nierenspezialist Hörl an. »In anderen Worten: Was kommt zuerst – die Henne oder das Ei?« Nicht einfach zu entscheiden für Ärzte, die ihre Patienten erst kennenlernten, als diese schon krank waren – und nicht selten entsprechend geknickt.

5. HALTUNG stolz aufrecht oder gramgebeugt

Halt im Leben zu haben oder verlorenen wiederzufinden, ist für jeden Menschen erstrebenswert. Vor allem der Lebenspartner soll einem »Halt und Geborgenheit« geben, wie es als Zweiklang häufig zu hören oder in Kontaktanzeigen zu lesen ist. Der Spieß im Kasernenhof wiederum fordert von seinen Rekruten, endlich Haltung anzunehmen, womit er einen durchgedrückten Rücken meint – nicht etwa Rückgrat. Er will keine Aufrichtigkeit, sondern aufrechten Stand.

Unsere Körperhaltung gehört zu den stärksten stummen Signalen an unsere Artgenossen. »Der menschliche Körper ist nicht nur Sender und Empfänger von Zeichen, sondern auch selbst ein Zeichen, das uns über die Stimmung und den Gesundheitszustand eines anderen Menschen informiert«, urteilt Dagmar Schmauks von der Arbeitsstelle für Semiotik (»Zeichenlehre«) der Technischen Universität Berlin. Sie ist Expertin für Zeichentheorie und hat sich eingehend mit körperbezogenen Redensarten beschäftigt.

Unaufhörlich senden wir Haltungsbotschaften aus, ganz gleich, ob wir gehen oder stehen, sitzen oder liegen. Diese werden noch ausdrucksstärker, wenn sie mit Bewegungen kombiniert sind. So weiß eine Personalchefin binnen Sekunden ausreichend Bescheid über die innere Verfassung oder Einstellung eines Bewerbers, wenn dieser mit hängenden Schultern und gesenktem Kopf zu ihr ins Büro geschlurft kommt. Wenn sie einen Laufburschen sucht, der womöglich sogar gerne buckelt, mag der Gebeugte noch Chancen haben; für die Stelle eines Hauptabteilungsleiters jedoch kommt er niemals in Frage –

jedenfalls nicht in der aktuellen Verfassung, und eine andere wird der Kandidat zumindest dieser Entscheiderin nicht mehr präsentieren können.

Das mag ungerecht sein, doch verfahren wir alle täglich so: Wir urteilen zunächst nach Äußerlichkeiten, und zu diesen gehört ganz wesentlich die Haltung. Wem das schon damals, in der Altsteinzeit, zu oberflächlich und zu wenig menschenfreundlich war, mag selbst finster und verschlagen dreinblickende Zeitgenossen arglos und unbewaffnet in der heimischen Höhle empfangen haben – seine Gene weitergeben konnte er jedoch vermutlich nicht mehr.

Schmerzen und Störungen in Knochen und Muskeln auf seelische Ursachen zurückzuführen oder diese wenigstens mitzubedenken, hat sich als mehr oder minder gängige Praxis erst in der zweiten Hälfte des 20. Jahrhunderts durchsetzen können. Zuvor ist es in der Orthopädie recht technisch zugegangen. »Begriffe wie Statik, Mechanik, Material von Knochen, Muskeln und Bändern und deren Funktion standen im Mittelpunkt der Betrachtung«, berichtet die 2005 verstorbene Orthopädin und Psychotherapeutin Hildegund Heinl in ihrem aufschlussreichen Buch »Körperschmerz – Seelenschmerz«, das sie kurz vor ihrem Tod zusammen mit ihrem Sohn Peter Heinl, einem Arzt für Psychiatrie und Psychotherapie, veröffentlicht hat.[60]

Dass Knochen, Muskeln und Bänder noch heute bisweilen als maschinenähnlicher Stütz- und Bewegungs*apparat* (!) gelten, rührt noch aus jener Zeit her, als sich Orthopäden den wenig schmeichelhaften Ruf als »Knochenklempner« erschraubt und erbohrt haben. Hildegund Heinl studierte in den 1940er-Jahren Orthopädie, wusste also, wovon sie sprach. Heute gilt die Trägerin des Bundesverdienstkreuzes manchen als »Pionierin der psychosomatischen Orthopädie«.[61]

Für Heinl vermittelt die Wirbelsäule den »Ausdruck unseres Selbstwertgefühls«, wie ja auch ein geknickter, in sich zusammengesunkener Mensch von sich selbst schon einmal mehr gehalten haben dürfte als in diesem kraft- und saftlosen Zustand.

Hände und Arme stünden hingegen für die Beziehungen eines Menschen zur Außenwelt: Wir greifen zu, vergreifen uns, werden bisweilen gar übergriffig. In Füßen und Beinen wiederum sah die verstorbene Orthopädin jene Körperteile, die einen Menschen standfest und wehrhaft machen oder es ihm erlauben, vor einer Gefahr zu fliehen.

Einige Fallbeispiele aus der Praxis Heinls mögen das Enthüllungspotenzial eines psychosomatischen Krankheitsverständnisses verdeutlichen: Da war erstens jener junge Mann, der selbst nach »100 krankengymnastischen Behandlungen und Massagen« noch immer über Rückenschmerzen klagte. Heinl schloss aus orthopädischer Sicht auf einen »haltungsschwachen Rücken«, dessen Muskulatur rasch ermüdet und schmerzt. Wie sich herausstellte, hatte der Patient schon früh – und danach immer wieder – von seiner Mutter zu hören bekommen: »Du musst dich gerade halten, sonst wirst du kein Mann.« So hatte der Arme von Kindesbeinen an gelernt, nicht locker zu lassen – und zwar nicht nur am Rücken.[62]

Zu lesen ist auch von einer jungen Frau, deren Mutter ihr zum Erledigen der Schularbeiten in möglichst korrekter Haltung stets »ein Lineal ins Kreuz gesteckt« und nicht mit Ermahnungen wie »Sitz gerade!« oder Kopf hoch!« gegeizt hatte. Kein Wunder, dass die Patientin Schmerzen beim Sitzen verspürte und kein einziges bequemes Sitzmöbel besaß.

Und schließlich erfährt man von einem 29-Jährigen, dessen unterer Rücken oft schmerzte und der zusammenzuckte und verspannte, wenn Heinl ihn im Bereich der Lendenwirbel berührte. Doch untersuchte sie mit der Hand die Schultern des Mannes, entspannte sich sein Gesicht, und die Ärztin sah, »wie ein leises Lächeln seinen Mund umspielte«.

Die Erklärung für die beiden grundverschiedenen Reaktionen verblüfft: Zum Züchtigen hatte der Vater des jungen Mannes seinen Sohn früher stets übers Knie gelegt und ihm Prügel in der Lendengegend angedeihen lassen. Die von dem Jungen geliebte und ihn wiederliebende Oma hingegen hatte ihre Hand immer zärtlich zwischen seine Schulterblätter gelegt und ihn mit »Grüß Gott, Büberl« willkommen geheißen.[63]

Beindruckende Fallgeschichten – auch deshalb, weil die Körperstelle der früheren Misshandlung und der aktuelle Schmerzpunkt mehr oder minder identisch sind. Doch so einfach ist es längst nicht immer, und zwar aus drei Gründen: Hildegund Heinl hat erstens immer wieder feststellen müssen, »dass der Zusammenhang zwischen Symptom und Ursache nicht so engmaschig war, als dass ein bestimmtes psychosomatisches Symptom zwangsläufig von vornherein auf eine spezifische Ursache hinwies«. Zweitens könnten unterschiedliche, psychologische Ursachen die gleichen Beschwerden hervorrufen. Und drittens seien die »Übergänge vom somatischen zum psychosomatischen Schmerz … gleitend«.

Wer also von seinem Vater häufig harsch ermahnt und dabei stets grob an der rechten Schulter gepackt wurde, den werden nicht unbedingt später genau an dieser Stelle chronische Schmerzen quälen – in vielen Fällen übrigens auch nirgendwo sonst. Umgekehrt kann ein ständig schmerzender Nacken die Folge von Überforderung in jungen Jahren oder anderen seelischen Ursachen sein – von krasser Fehlhaltung am Schreibtisch oder einem Bandscheibenvorfall in der Halswirbelsäule einmal abgesehen.

Das Schmerz- oder Körpergedächtnis hat mithin seine Tücken – wie generell der Blick durch eine übergroße psychosomatische Brille. Vieles hat zumindest *auch* seelische Ursachen, aber eben längst nicht alles – mag es noch so verführerisch sein, erlittene psychische Verletzungen zu vermuten und dann aufzudecken.

Für den engen Zusammenhang von Rückenleiden und Seele spricht dennoch vieles. Orthopäden der US-Universität Stanford fanden zum Beispiel heraus, dass psychische Faktoren weitaus bessere Prognosen darüber zulassen, ob jemand in den kommenden Jahren Schmerzen im Lendenwirbelbereich bekommen wird, als es krankhaft veränderte, aber noch keinen Schmerz verursachende Bandscheiben im unteren Rücken können. Hierzu muss man wissen, dass selbst ein Bandscheibenvorfall beileibe nicht immer Beschwerden verursacht oder noch lostreten wird.

Bei jenen Testpersonen der US-Studie, die über seelische Probleme klagten oder schlecht mit psychischer Anspannung umgehen konnten, schmerzte der Rücken innerhalb des vierjährigen Untersuchungszeitraums dreimal so oft wie bei solchen Probanden, deren Bandscheiben bereits gerissen oder ausgestülpt waren. Solche Schäden können durch ein Röntgenbild sichtbar gemacht werden, nachdem der Arzt ein Kontrastmittel in die Bandscheibe gespritzt hat – ein Vorgang namens Diskographie, der selbst oft schmerzt, weil die eingespritzte Flüssigkeit den Druck auf die bereits mehr oder minder gereizten Nerven des Rückenmarks erhöht. »Wir dachten, dass eine Diskographie die Spreu vom Weizen trennen könnte«, sagt der Orthopäde Eugene Carragee als Hauptautor der Studie mit 95 Teilnehmern. »Aber die Quintessenz ist, dass die Methode nicht vorhersagen kann, wer künftig Rückenschmerzen bekommen wird.« Das schafft ein guter Psycho-Test viel eher.[64]

Lieber Weichling oder steifer Mensch?

Das Leben kann die Härte sein. Manchmal auch wörtlich, so etwa bei stocksteifen Zeitgenossen, die so aufrecht wirken, als hätten sie einen kleinen Mann im Ohr, der ihnen pausenlos eintrichtert: »Drück bloß den Rücken durch!« Von solchen Menschen hat man schnell den Eindruck, sie könnten in der Mitte durchbrechen, wenn man ihnen nur mal mit Schmackes auf die Schulter klopft oder beherzt in die Seite knufft.

Alexander Lowen (1910 – 2008) hatte als Körpertherapeut häufig mit derartigen Patienten zu tun. Der US-amerikanische Psychotherapeut und Arzt gilt als Begründer der Bioenergetischen Analyse, die sich wesentlich auf die Arbeiten Sigmund

Freuds (1856 – 1939) und die Charakteranalyse des Psychiaters Wilhelm Reich (1897 – 1957) stützt. Lowen brachte beides zusammen und entwickelte daraus einen eigenen Ansatz namens Bioenergetik (»Bioenergetics«) – eine alternative Therapieform, deren Kosten in Deutschland von den gesetzlichen und privaten Kassen in der Regel nicht oder nur zum Teil übernommen werden.

Therapeuten, die nach Lowens tiefenpsychologischer Methode arbeiten, nutzen nicht nur das erhellende Gespräch, um die Beschwerden, Ängste und Spannungen ihrer Patienten zu erkennen und buchstäblich zu lösen. Sie analysieren obendrein ausgiebig die Körperhaltung und eingeschliffene Atemmuster, um durch dieses »Körperlesen« innere Widerstände des Leidenden zu ermitteln.

Spezielle Übungen sollen ferner spannungsgeladene Muskelgruppen belasten und regelrecht provozieren – etwa indem der Patient mit angewinkelten Knien seinen Rücken gegen die Wand stemmt, ohne dass ein Stuhl ihn unter dem Gesäß stützt. Schon nach kurzer Zeit beginnen die Beine zu flattern, was sehr unangenehm ist, dem Therapeuten aber beispielsweise zeigt, wie lange der Klient bereit und imstande ist, einer schmerzlichen Vorgabe Folge zu leisten und seinem Entspannungswunsch zu trotzen.

Aber auch bewusstes und teils heftiges Ein- und Ausatmen zielen darauf, im Körper förmlich weggesteckte, weil verdrängte Gefühle zu befreien und dadurch Muskelblockaden zu lösen. Die Patienten sollen zudem ein besseres Gefühl für ihren Körper, dessen Regungen und Reaktionen erlangen.

Aus Lowens Sicht sind ungesund verhärtete Muskeln die unmittelbare Folge davon, dass lustvoll motivierte Handlungsimpulse verdrängt und kontrolliert werden. Nach ihnen aber verlange das Leben geradezu, denn »es flieht den Schmerz und strebt nach Lust«.[65]

Alle Eltern wissen zum Beispiel, dass Kleinkinder zielstrebig nach einem reizvollen Spielzeug oder begehrenswerten Kuchenstück greifen, sobald sie es entdecken. Erst die Erziehung gewöhnt den Kleinen solche Impulse ab und zügelt dadurch ihre Begierde.

Indem Eltern ihren zupackenden Sprösslingen mit Strafe oder Liebesentzug drohen oder auch nur beständig mit lauter Stimme »Nein«! rufen, machen sie ihnen allmählich Angst vor dem lustvollen Zugriff. Sie pflanzen ihren Kindern ein schlechtes Gewissen ein, das auch später, wenn Töchterchen und Sohnemann längst erwachsen sind, in vergleichbaren Situationen noch hemmend wirkt – nämlich immer dann, wenn sie gerne etwas hätten, aber meinen, nicht einfach danach grabschen zu dürfen. Das kann das letzte Stück Torte auf dem Blech sein oder der letzte Rest Reis in der Schüssel, auf den auch andere Gäste am Tisch scharf sein könnten.

Während ein unterdrückter Impuls wie der geschilderte sozusagen normal ist und rücksichtsvolles Miteinander erst ermöglicht, werden manche Menschen regelrecht lustfeindlich erzogen. Belastet, mitunter gar gepeinigt von Ängsten, wagen sie es nie, einen Herzenswunsch zu äußern oder sich freimütig und ohne ausdrückliche Erlaubnis etwas Begehrtes zu nehmen.

Nicht selten kommt ihnen irgendwann sogar jegliches Gespür für ihre Lust abhanden. Ihre unterdrückten Impulse sind ihnen zwar auch dann nicht ins Blut, aber ins Fleisch – also die Muskeln – übergegangen, wo sie sich spürbar festkrallen und häufig lästige Schmerzen bereiten. »Der Charakter strukturiert sich im Körper als chronische, gewöhnlich unbewusste Muskelspannungen, die nach außen gerichtete, greifende Impulse blockieren oder eindämmen«, schrieb Lowen in seinem 1975 erschienenen Originalwerk. Verspannungen können auf bestimmte Muskelgruppen wie Nacken und Schultergürtel beschränkt sein, aber auch mehr oder minder die komplette Muskulatur betreffen. In solchen Fällen sprechen Bioenergetiker anschaulich von einem Muskelpanzer – ein Begriff, den Wilhelm Reich prägte.

Zurückgehalten werden häufig nicht nur lustgesteuerte

Handlungsimpulse, sondern auch belastende Emotionen. »Viele Gefühle, die schmerzlich sind und deshalb bewusst nicht erlebt werden sollen, schlagen körperlich durch und werden – bildlich gesprochen – eingefroren, in den Muskelpanzer gesteckt«, sagt auch der Scheidegger Psychosomatiker Wolf-Jürgen Maurer. »Der Betroffene versteift sich; sein Körper leidet unter der Bürde nicht gefühlter Gefühle.« Psychotherapeuten können ein Klagelied davon singen. Und der Historiker und Feuilletonist Gustav Seibt diagnostizierte das Phänomen sogar bei Bundesaußenminister Guido Westerwelle, dem er »verpanzerte Starrheit« zugeschrieben hat.[66]

Du wirkst so angespannt

Evolutionsbiologisch betrachtet, ergibt der Harnisch aus angespanntem Fleisch sehr wohl Sinn – und zwar aus drei Gründen. Er betrifft erstens jene Muskeln, welche die Knochen umgeben oder im Gelenk halten und somit beim Kampf mit einem Gegner oder einem wilden Tier das Risiko verringern, sich das Gebein zu brechen beziehungsweise Glieder zu verrenken – eine Misslichkeit, die einen Kämpfer außer Gefecht setzen kann.

Zweitens ist eine angespannte Muskulatur gewissermaßen in Hab-Acht-Stellung, also bereit zur Flucht oder zum Kampf – ganz wie die so augenfällig zum Losspurten bereite Muskelmasse eines Löwen oder Geparden, der im Gras der Savanne seine Beute anvisiert. Auch wenn wir *ganz gespannt* auf einen Anruf oder das Ende einer Geschichte warten, haben sich unser Muskeltonus und Herzschlag gegenüber dem Zustand innerer Gelassenheit leicht verändert. Wir sind dann selbst quasi *auf dem Sprung* – wie manche Menschen ihr ganzes Leben lang. Oder wir fühlen uns voller Erwartung wie *auf die Folter gespannt* – so ungefähr das Gegenteil autonomen Handelns.

Drittens schließlich können spannungsreiche Muskeln die

bei Angriffen besonders bedrohten Eingeweide wenigstens etwas schützen. Deshalb spannt man instinktiv die Bauchmuskeln an, wenn einem Schlag in die Magengrube nicht mehr auszuweichen ist. Wagt man eine Spekulation, könnte es sein, dass ein durchtrainierter Mann mit Waschbrettbauch auch deshalb so beeindruckend auf einen möglichen Gegner wirkt, weil er nicht so leicht entscheidend zu verwunden wäre.

Dieser altbackene Vorteil könnte auch moderne Frauen noch immer – zumindest optisch – für muskelbepackte Männer einnehmen. Denn ein wehrhafter, buchstäblich harter und zäher Kämpfer mit Bauchmuskeln im Sechserpack hat sich zumindest vor Tausenden von Jahren als Beschützer von Weib und Kind eher geeignet als ein schwammiger Weichling. Wobei bezeichnend ist, dass selbst der Schädel als Hüter des verletzlichen Hirns bisweilen als weiche Birne verunglimpft wird, die wie eine verderbende Frucht von innen her bereits faul ist und kaum zu etwas taugt.

Das Weiche hat es eben schwer in einem Land der harten Männer, wo alles Gute »die Härte« ist und auch sein muss – zum Beispiel beim nach wie vor von Männern dominierten Fußball. Kicker müssen hart im Nehmen sein und einiges einstecken. Dabei sollte die Muskulatur eher locker bleiben. Ein Balltreter, der sich eine Verhärtung oder gar Zerrung einhandelt – sei es als Folge einer unkontrollierten Bewegung oder schierer Überlastung –, sollte die Jagd nach dem Leder sofort einstellen. »Verhärtete Muskeln sind ein Zeichen, dass etwas nicht in Ordnung ist«, schreibt Christoph Anrich, Sportwissenschaftler und Trainer-Fortbilder für den Deutschen Fußballbund, in einem Buch über Verletzungsprophylaxe. Indem sich die Muskulatur zusammenzieht, »schützt (sie) sich vor einer Verletzung«. Wer dennoch weiterspielt, riskiert einen Faserriss.[67]

Allerdings erleiden Sportler mit grundsätzlich härterer Muskulatur nicht unbedingt eher Zerrungen. Ihm seien »keine Längsschnittstudien bekannt, die einen Zusammenhang zwischen einem hohen Muskeltonus und einem erhöhten Verletzungsrisiko abschließend belegen«, sagt jedenfalls der Sportmediziner Frank Mayer, Ärztlicher Direktor der Hochschulambulanz der Universität Potsdam.

Von Halsstarrigen und Hartnäckigen

Bleiben wir noch einen Moment beim Lieblingssport der Deutschen. Wer als Fußballer in bestimmten Spielsituationen nicht hart sein kann – zumindest stellenweise –, der riskiert die Gesundheit und im Extremfall das Leben. So müssen Kicker die Halsmuskeln anspannen, bevor sie zum Kopfball ansetzen oder einen fest getretenen Ball frontal mit der Stirn parieren – zum Beispiel einen wuchtigen Abschlag des gegnerischen Torhüters. »Kriegt man so einen Abschlag auf den Kopf, dann ist das wie ein Faustschlag«, sagt Fritz Siemsen, Direktor des Instituts für Didaktik der Physik an der Universität Frankfurt am Main.

Üblicherweise wappnet sich der Spieler gegen den Aufprall, indem er kurz zuvor die Nackenmuskeln anspannt und so sein Haupt fixiert; er wird auf sinnvolle Weise halsstarrig und hartnäckig. Infolgedessen prallt der Ball von der Stirn ab und nimmt einen Großteil seiner Energie wieder mit, statt sie auf den Kopf des Spielers zu übertragen und danach schlapp zu Boden zu fallen.

Rummst hingegen ein schnell fliegender Ball gegen den Schädel eines Spielers, ohne dass dieser das Geschoss hat kommen sehen, kann es richtig gefährlich werden. Denn beim unvorbereiteten Kontakt beschleunigt der herbeizischende Ball den Kopf ebenso urplötzlich wie heftig. Zwar ist der Ball leichter als sein Stoßpartner aus Knochen und Hirnmasse, aber die Wucht beim Aufprall, mithin der Impuls, errechnet sich aus dem Produkt von Masse und Geschwindigkeit.

Ein Schuss muss gar kein 120 km/h schneller Knaller werden, um riskant zu sein. Schon bei einem 80 km/h flotten Ball bewegt sich der Kopf »innerhalb von nur einer Hundertstelsekunde um ein paar Zentimeter, und die auf ihn einwirkende Kraft macht ungefähr das 50-fache seines Gewichts aus«, hat der englische Physiker John Wesson ausgerechnet.[68] Ohnmacht, Gehirnerschütterung und schlimmstenfalls eine lebensbedrohende Hirnblutung können die Folgen sein. Wenn Trainer mithin von der »nötigen Härte« ihrer Spieler sprechen, sollten sie vor allem rechtzeitig angespannte Nackenmuskeln meinen.

Zum Dauerzustand darf der angespannte Nacken jedoch nicht werden, denn sonst plagt sich der Mensch. Viele Bürohengste und -stuten, die lange in meist starrer Haltung am Computer arbeiten müssen, erfahren dies täglich schmerzhaft. Das Kräftigen der Schultermuskulatur und zwischengeschaltete Lockerungsübungen können hier helfen.

Doch wenn die Angst festgefügt im Nacken sitzt, ist es mit Gymnastik nicht getan. Aufmerksamkeit verdient dann auch das Ängstigende. Denn dummerweise verhält sich der Nacken eines dort Verspannten aus evolutionsbiologischer Sicht genau richtig. Wer sich nämlich in jenen Zeiten, da der Mensch noch täglich um Leib und Leben bangen musste, dem Angriff eines Raubtiers ausgesetzt sah, zog vernünftigerweise aus Furcht den Kopf ein. Schließlich ist dem menschlichen Nacktaffen seit jeher nur das kümmerliche Verbergen des extrem verwundbaren Halses zwischen den Schulterblättern geblieben, weil er doch keinen knöchernen Nackenschild hatte wie in grauer Vorzeit der dreigehörnte Saurier Triceratops (»Dreihorngesicht«).

Das Einziehen des Kopfes war jedoch auch zu Zeiten der Frühmenschen nicht immer eine Schutzreaktion, sondern bisweilen »auch eine Demutsgeste in die Urhorde hinein«, sagt der Psychosomatik-Facharzt Wolf-Jürgen Maurer. Hier zeige sich bis heute eine Form nichtsprachlicher Kommunikation mit anderen Menschen – etwa als Ausdruck der Bereitschaft, eine bestimmte Rolle einzunehmen oder eben nicht: hier das Alpha-Tier, dort der gute Mitläufer, von dem keine Gefahr für den Anführer ausgeht, der lieber in Ruhe gelassen werden möchte und unterwürfig darum bittet, ihm nichts anzutun.

Leider probieren wir auch heute noch, einem klar Überlegenen oder mächtig Aufbrausenden mit eingezogenem Kopf zu begegnen. Doch während man als Urmenschen-Horde im glücklichen Fall ein Raubtier rasch in die Flucht schlagen und dann – vom Muskelzugriff im Nacken befreit – aufatmen konnte, ist die Sache heute viel komplizierter: Die fach-

Geknickt vom Platz

Es war ein Bild des Jammers: Nach dem Aus bei der Fußball-WM am 7. Juli 2010 gegen Spanien bot die deutsche Mannschaft Anschauungsunterricht in Sachen Körpersprache, der jedes Psychosomatik-Lehrbuch zieren würde. Nicht nur die BILD-Zeitung sprach von einer *Opferhaltung*.

Miroslav Klose ließ geschlagen den *Kopf hängen*. Toni Kroos biss sich *verkniffen* auf die Lippen. Sami Khedira hatte den *Blick gesenkt*, als er den Platz verließ. Philipp Lahm *rang mit den Tränen*, worauf ein bestürzend einfühlungsloser TV-Reporter in den Katakomben des Stadions keine Rücksicht nehmen mochte und dem Münchner rekordverdächtig alberne Fragen stellte. Lukas Podolski fasste sich mit beiden Händen am Kopf, bekam die Niederlage aber auch so *nicht in den Griff*.

Bastian Schweinsteiger kniete schmerzlich lange *am Boden zerstört* auf dem Rasen und sprach hinterher den treffenden Satz: »Auch wenn alle sagen, dass wir ein tolles Turnier gespielt haben, sind wir doch sehr *geknickt*.« Arne Friedrich hockte *grambebeugt* auf der Ersatzbank und fand mit den Ellbogen auf den Knien wenigstens etwas Halt. Auf seiner Internetseite ließ er die Fans später wissen: »Wir alle sind zutiefst enttäuscht und müssen die Niederlage gegen die Spanier *erst einmal verdauen*.«

lich überlegene Kollegin verschwindet nicht einfach, sondern macht sich am Schreibtisch gegenüber immer breiter. Und die Mathe-Klausur in zwei Wochen, der man sich als eher musisch veranlagter Mensch mal wieder wehrlos ausgesetzt fühlt, lässt sich nicht verjagen, sondern rückt bedrückend näher. Also verspannt unser Nacken und mit ihm oftmals die gesamte Schulter-Muskulatur – häufig begleitet vom weitverbreiteten, dumpfen Spannungskopfschmerz, der sich anfühlt, als habe ein Peiniger einen Ledergürtel um das Haupt des Betroffenen geschnallt und ziehe diesen immer enger. Oder als stecke der Kopf recht ungemütlich in einem Schraubstock.

»Der Spannungskopfschmerz ist häufig in Situationen des Leistungsdruckes und bei kritischen beruflichen oder gesellschaftlichen Lagen zu beobachten«, schreiben der frühere Direktor der Psychosomatischen Uni-Klinik Heidelberg, Walter Bräutigam, und seine Mitverfasser in ihrem Lehrbuch über Psychosomatische Medizin. Schulter-, Nacken- und Schläfenmuskeln verhärteten häufig bei inneren Konflikten, »in denen sich ein besonderer Leistungswunsch mit einer äußeren Versagung oder inneren neurotischen Ambivalenz verbindet«.[69]

Eine Schülerin, die sich bei den Hausaufgaben überfordert fühlt, oder ein schlecht vorbereiteter Prüfling sind ebenso typische Kandidaten für diesen Kopfschmerztyp wie eine Frau mit tief sitzender Bindungsangst, die sich mal wieder von einem scheinbar hartnäckigen Verehrer bedrängt weiß. Bloß verspannt hier eben gar nicht dessen Nacken, sondern jener der vergebens Umworbenen, deren Bindungsangst ihr bei jeder neuen Avance eines in sie Vernarrten schmerzlich im Genick sitzt.

Wie schon mit Blick auf das Kopfballspiel geschildert, ist Halsstarrigkeit allerdings nicht grundsätzlich schlecht. »Mit ihr kann verbunden sein, dass jemand mit Macht und Durchhaltevermögen etwas erreichen will – dann wäre das etwas Gutes«, gibt Wolf-Jürgen Maurer zu bedenken. Wenn Halsstarrigkeit aber für Sturheit steht, sei das negativ, weil sich der Betreffende nicht mehr von seiner Vorstellung lösen könne, wie er selbst, wie andere und wie die Welt sein müssten. »Dann ist dieser Mensch wegen seines riesigen Selbstanspruchs schnell verkrampft, seine Muskulatur verspannt – vor allem die Schulter-Nacken-Region und der Trapezmuskel im oberen Rücken, also der Selbstbehauptungsbereich, wie ich ihn nenne.«

Solche Menschen haben Maurer zufolge oft einen riesigen Anspruch an sich selbst, neigen zur Zwanghaftigkeit, oft als Abwehr eines Gefühls von Minderwertigkeit und Unterlegenheit. Sie versuchen – buchstäblich krampfhaft – Stärke zu zeigen, überziehen jedoch dabei. Das kostet viel Kraft und führt dazu, dass die Betreffenden nicht mehr locker lassen können. Derart Halsstarrige meinen, die Welt nach ihrem Bilde formen zu müssen – »natürlich eine Selbstüberschätzung, aber der Muskulatur bleibt nichts anderes, als mit der seelischen Daueranspannung mitzugehen«. Und der Nacken leidet.

Wenn alles kaum zu schultern ist

Schon die Beatles besangen den Umstand, dass eine zu große Last einen Menschen niederdrücken kann. In dem Klassiker und Verkaufsschlager »Hey Jude« von 1968 heißt es: »And anytime you feel the pain, hey Jude, refrain / Don't carry the world upon your shoulder.«

Diesen Rat hätte auch ein psychosomatisch versierter Arzt oder Psychologe geben können. Denn Jude trägt unter Schmerzen die ganze Welt auf seinen Schultern, womit er sich – was Wunder – viel zu viel aufgebürdet hat. Das wird erst recht verständlich, wenn man weiß, dass Paul McCartney sein Lied dem damals fünfjährigen Sohn John Lennons gewidmet hatte, damit der kleine Julian besser über die bevorstehende Scheidung seiner Eltern hinwegkommen möge. Ursprünglich hieß der Liedtitel denn auch »Hey Jule«, nach einer Koseform von Julian.

In solch tristen und angstvollen Lebenslagen fühlt es sich für Kinder oftmals an, als müssten sie die ganze Last der Menschheit stemmen – wie der Titan Atlas, welcher nach der griechischen Mythologie das komplette Himmelsgewölbe zu schultern hatte und damit deutlich mehr Verantwortung trug als Oliver Kahn, der frühere »Titan« im Tor des Fußball-Bundesligisten FC Bayern München. Entsprechend stellen antike Skulpturen den Muskelprotz auch dar – als mühselig Beladenen.

Wer diese Überlast nicht ablegen kann, wird mit hoher Wahrscheinlichkeit irgendwann seelisch bedingte Rückenschmerzen beklagen. Kaum ein anderes Leiden veranlasst Erwerbstätige in Deutschland so häufig, ihrem Arbeitsplatz fern zu bleiben, berichten Krankenkassen regelmäßig. Für das Jahr 2008 hat das Wissenschaftliche Institut der AOK gemeldet, 24,2 Prozent aller Ausfalltage von AOK-Mitgliedern seien auf Muskel- und Skeletterkrankungen zurückzuführen gewesen – immerhin doppelt so viele wie infolge von Verletzungen.[70]

In Deutschland ist die Pein im Kreuz nach Infekten der Atemwege überdies der zweithäufigste Anlass für einen Arztbesuch. Und wenn die Schmerzen sich verstetigt haben, finden Mediziner nur etwa in jedem zehnten Fall eine körperliche Ursache – beispielsweise Wirbelbrüche, eine verkrümmte Wirbelsäule, einen verengten Wirbelkanal (spinale Stenose) oder einen Bandscheibenvorfall – wobei dieser beileibe nicht immer Beschwerden verursacht oder noch hervorrufen wird.[71]

Oft schmerzt der Rücken, weil die Muskulatur dort zu schwach ausgebildet ist – eine Folge stundenlangen Sitzens im Auto, vor Rechnern und Fernsehgeräten bei viel zu wenig Ausgleichssport oder Alltagsbewegung. Mit Blick auf die heutzutage vergleichsweise trägen und übergewichtigen Kinder und Jugendlichen mit zu schwacher Skelettmuskulatur ist hier für die Zukunft nichts Gutes zu erwarten – außer für die Kassen von Osteopathen und Physiotherapeuten.

Leidet auch noch die Seele, geschieht es schnell, dass die

Muskulatur bei Überlast zumacht, also verhärtet. Der stete Muskelzug wiederum kann die Bandscheiben dauerhaft zusammendrücken, wodurch die Puffer zwischen den Wirbeln über einen längeren Zeitraum zu wenig Nährstoffe, Flüssigkeit und Sauerstoff erhalten. Das schafft neue Probleme und Schmerzen und mündet in einen Teufelskreis: »Die Verspannungen verstärken sich noch, die Schmerzen nehmen zu, Angst vor den Schmerzen entwickelt sich, und die Bandscheiben werden weiter komprimiert.«[72] Schlimmstenfalls nimmt der Patient nicht nur eine körperliche, sondern auch eine soziale Schonhaltung ein, indem er sich ganz dem Schmerz widmet und aus seinem bisherigen Leben zurückzieht – was wiederum an seiner Seele zehrt und schlimmstenfalls in eine Depression mündet. Und diese verstärkt die Schmerzen weiter und schafft anderswo neue – ein Teufelskreis eben, aus dem man alleine allenfalls schwer herausfindet.

Psychisch bedingte Rückenschmerzen können sogar die Folge verdrängter oder verleugneter erotischer Bedürfnisse sein. Wenn sie dürften, könnten Geistliche öffentlich darüber klagen – stattdessen beichten manche von ihnen ihre Not dem Mediziner und Theologen Bernd Deininger. Wenige Psychoanalytiker, wenn überhaupt jemand in Deutschland, haben so viel Erfahrung mit den seelischen Nöten katholischer Priester sammeln können wie der Chefarzt des Fachbereichs Psychosomatik am Martha-Maria-Krankenhaus in Nürnberg.

Nach mehr als zwei Jahrzehnten therapeutischer Arbeit mit katholischen Seelsorgern weiß Deininger, wie sehr Priester leiden können, die sich nicht trauen, die von ihnen geforderte sexuelle Enthaltsamkeit zu durchbrechen, obwohl sie gerne die körperliche und seelische Nähe einer Frau genießen würden. »Je länger das verdrängt wird, desto schlimmer häufen sich Symptome an – nicht nur Zwänge und Depressionen, sondern auch Körperstörungen, Schmerzen«, hat der Facharzt für Neurologie, Psychiatrie und Psychosomatische Medizin erfahren müssen.[73] Mit Körperstörungen meint Deininger neurotische,

Belastungs- und solche Beschwerden, für die sich keine oder keine ausreichende körperliche Ursache finden lässt. »Am häufigsten dabei sind Störungen im Bereich des Skelettsystems«, fügt Deininger hinzu. Ein Teil der betroffenen Priester könne zum Beispiel von sich sagen: »Ich habe mein Kreuz mit dem Kreuz« – im keineswegs zufälligen Doppelsinn.

Der Papst wäre gut beraten, die Pein seines Personals nicht auf die sprichwörtliche *leichte Schulter* zu nehmen – schon deshalb, weil dieses Körperteil davon selbst schmerzen könnte. Zumindest wer sich echte Lasten auf die leichte Schulter packt, kann die Muskulatur dort überfordern, woraufhin sie zu verkrampfen droht. Als leichte und deshalb weniger belastbare Schulter gilt nämlich die bei Rechtshändern für schwächer gehaltene linke. Wer das Leben indes im bildlichen Sinne auf die leichte Schulter nehmen kann, also keine gewichtigen Probleme erwartet, mag es einfacher auf Erden haben als ein schwerblütiger Zeitgenosse.

Was für ein aufrechter Mensch

Menschen mit Buckel, Hohlkreuz oder seitlich verkrümmtem Rücken (Skoliose) versucht ein Mediziner aufzurichten – mit einem Korsett, durch Muskeltraining, schlimmstenfalls durch eine Operation. Das ist im Wortsinne Orthopädie, denn der aus dem Griechischen stammende Begriff bedeutet soviel wie »zum Aufrechten hin erziehen«.

Ein bereits aufgerichteter Mensch hat das nicht nötig. Bei ihm hat die Wirbelsäule, von der Seite betrachtet, jenen sanften Schwung, den die Evolution für unseren Zweibeiner-Gang hervorgebracht hat – auch wenn die untere Wirbelsäule und die Knie schmerzliche Kompromisse darstellen.

Müssten wir nämlich unsere Nahrung Tag für Tag noch immer zu Fuß erjagen, würden Kniegelenke und Lendenwirbel höchstwahrscheinlich weiter ertüchtigt und besser an die biomechanischen Erfordernisse des aufrechten Laufens angepasst. Beide sind »noch nicht durchkonstruiert«, wie der Anthropologe Friedrich Rösing von der Universität Ulm es ausdrückt.

Die Muskulatur des aufgerichteten Menschen ist im günstigen Fall wohltuend angespannt – nicht zu lasch, aber auch nicht steif oder verkrampft. Ein durch Schicksalsschläge oder fortwährende Verachtung gebrochener Mensch hingegen lässt sich hängen. Er ist zermürbt, nicht länger unbeugsam, vom Leben und seinen Mitmenschen erdrückt – vielleicht auch unterdrückt. Der englische Begriff »back-breaking« bringt die verlorene Körperspannung eines scheinbar Rückgratlosen treffend zum Ausdruck.

Zeitgenossen hingegen, die so starr wirken, als trügen sie einen Stock im Kreuz, bezeichnete Alexander Lowen als rigide Charaktere. Wegen der dauerhaft erhöhten Spannung ihrer Beuge- und Streckmuskeln erschienen sie unflexibel und steif – »aus Stolz oder Unnahbarkeit«, wie der Bioenergetiker vermutete. »Sie tragen den Kopf ziemlich hoch und haben ein betont gerades Rückgrat.« Der rigide Mensch fürchte sich davor einzulenken, »da er jedes Nachgeben mit Unterwerfung und Kollaps gleichsetzt«. Er sei »ständig auf der Hut, dass man ihn nicht ausnutzt, manipuliert oder hereinlegt«.[74]

Fragt sich nur, warum der Körper derlei preisgibt. »Es geht hier um unbewusste Vorgänge auf Basis der leib-seelischen Ganzheit, wie sie die psychosomatische Medizin ja vertritt, weil Körper, Seele und Geist nicht getrennt voneinander zu betrachten sind«, sagt Wolf-Jürgen Maurer. So wie man sich innerlich halte, drücke es der Leib auch über die Körpersprache aus. »Manche Menschen verbiegen sich zum Beispiel die ganze Zeit – oder sie katzbuckeln«, weiß der Klinik-Chefarzt aus langjähriger Erfahrung. »Und das sieht man wirklich an einer verkrümmten Wirbelsäule, einem Buckel also, wie er oft bei Menschen auftritt, die eine Demutshaltung einnehmen, die sich gewohnheitsmäßig unterwerfen.« Der bedauernswerte *Arschkriecher* heißt nicht umsonst so: Mit aufrechtem Kreuz gelänge das Hineinkrabbeln ins Endgedärm eines Bewunderten oder Überlegenen kaum halb so gut.

Auch wenn Arschkriecher ihre Gründe haben mögen, könnte ein triftiges Argument sie vielleicht veranlassen, ihre gebeugte Haltung wieder zu verlernen. Hochgewachsene Menschen verdienen nämlich mehr als kleine, wie diverse Studien haben zeigen können.

In seiner Diplomarbeit ist der Volkswirt Fabian Spanhel vom Seminar für Finanzökonometrie der Ludwig-Maximilians-Universität München der Frage nachgegangen, ob es in Deutschland einen Zusammenhang zwischen Körpergröße und Gehalt gibt. Und siehe da: Es gibt ihn. Mit jedem Zentimeter mehr, um den Männer oder Frauen aufragen, verdienen sie Spanhels Studie zufolge pro Stunde 0,74 beziehungsweise 0,67 Prozent mehr. Das klingt bloß nach nicht viel: Denn ein 1,92 Meter großer Mann streicht danach immerhin ein fast 27 Prozent höheres Netto-Gehalt pro Stunde ein als ein lediglich 1,63 Meter hoch gewachsener.[75]

Zudem ist die Chance, als Beschäftigter mit stattlicher Körpergröße eine gut bezahlte und gesellschaftlich sehr anerkannte Stelle innezuhaben, signifikant erhöht: Zum Beispiel ist ein 1,90 Meter großer Mann von 43 Jahren doppelt so wahrscheinlich Wissenschaftler statt Hilfsarbeiter wie ein lediglich 1,70 Meter großer.

Solche Zusammenhänge gelten längst nicht nur in Deutschland, wie beispielsweise in einem Buch des New Yorker Journalisten und Unternehmensberaters Malcolm Gladwell nachzulesen ist: Rund 90 Prozent jener Vorstandsvorsitzenden, die den 500 umsatzstärksten und meist börsennotierten Unternehmen der Welt vorstehen, waren überdurchschnittlich groß, wie auch 88 Prozent der US-Präsidenten.[76]

Immer diese Nackenschläge

Am 12. August 2009 überschrieb die Tageszeitung »Neues Deutschland« einen Artikel über eine lebende deutsche Rennfahrer-Legende aus dem Rheinland wie folgt: »Nackenschlag für Michael Schumacher – Verletzung stoppt Rückkehr in die Formel 1«. Ursache waren die Spätfolgen einer Nackenverletzung nach Schuhmachers schwerem Motorradunfall ein halbes Jahr zuvor. Vielleicht hätte der sprichwörtliche »Kerpener« es dabei weise belassen sollen.

So hübsch zweideutig die Überschrift des Berliner Blattes auch klingt: Ganz korrekt war sie nicht. Ein Nackenschlag ist viel mehr als eine Enttäuschung, mehr auch als ein Rückschlag. Er kann nämlich lebensgefährlich sein, nicht nur für Hasentiere, sondern auch für Boxer. Nicht umsonst heißt der die Halswirbel belastende Schlag im Boxsport auf Französisch »coup de lapin« und auf Englisch »rabbit punch«. Kaninchen sterben durch einen festen Hieb ins Genick. Das würde Faustkämpfern ebenfalls drohen, weshalb Schläge in den Nacken »definitiv verboten« sind, wie der Pressewart des Deutschen Boxsportverbandes (DBV), Alexander Mazur, bestätigt, früher selbst erfolgreicher Boxer und Boxtrainer.

Nackenschläge im übertragenen Sinne müssen auch viele Menschen verkraften, die nicht zum Spaß um sich schlagen – unter ihnen auch sogenannte Stiernacken, die etwas Bulliges an sich haben und so leicht nicht zu knicken sind. Doch selbst – oder just – für sie seien Nackenschläge »so gefährlich, weil sie gerade den Ort symbolischer Stärke treffen«, urteilt der Arzt, Psychotherapeut und Publizist Ruediger Dahlke, der eine »ganzheitliche Psychosomatik« verfolgt.[77]

Wer zu viele Nackenschläge einstecken muss, bleibt mit großer Wahrscheinlichkeit *vom Leben gebeugt* zurück – er hatte einfach immer *zu viel am Hals*, um den aufrechten Stand wahren zu können. »Wer mit hängendem Kopf durch die Welt geht, sieht nicht viel von ihr und vom Leben«, urteilt Dahlke gerade noch annehmbar, riskiert im Folgenden aber den Vorwurf einer Übertreibung: Der Betreffende mache sich »zum Opfer und bietet zum Zeichen dafür den empfindlichen Nacken in entsprechender Haltung dar«. Schläge dorthin seien dann nahezu garantiert. »Zugleich verstecken die Betreffenden die Vorderseite ihres Halses, den Schlund, und damit den Bereich des Einverleibens und Besitzes. Sie erwarten nichts vom Leben, was lohnen würde, einverleibt zu werden.« Nichts gegen scharfsinnige Spekulation, aber spätestens hier dürfte der Wunsch Vater des psychosomatischen Gedankens sein.

Wenn Hochnäsigen die Brust schwellt

Doch lassen wir Rüdiger Dahlke noch ein wenig weiter ausholen – reizvoll ist es ja immerhin. Die Gegenposition zum gesenkten Haupt sei die Hochnäsigkeit, bei welcher »der Kopf in den Nacken geworfen und das Kinn nach vorn geschoben ist. Als Symbol des Willens wird das Kinn dadurch betont.« Alles soll »nach der Nase des Hochnäsigen gehen«. Von oben herab betrachte er eine Welt, die ihm scheinbar zu Füßen liegt.[78]

Zumindest wünscht sich das der Aufgeblasene – oder jedenfalls so Wirkende. Durch stumme Gesten wie die vor Stolz geschwellte Brust »zeigen wir unser Temperament, unseren Charakter, und signalisieren unsere Stärken nach außen«, urteilt der Mediziner Wolf-Jürgen Maurer.

Damit könnte er Manuel Neuer gemeint haben: Unmittelbar nach dem fulminanten 4:1-Achtelfinalsieg über das englische Team bei der Fußball-WM 2010 in Südafrika sprach der deutsche Nationaltorhüter selbstbewusst ins Mikrofon des ARD-Reporters: »Natürlich gehen wir aus diesem Spiel mit einer breiten Brust.« Das ist die positive Variante. Aber umgekehrt zeigen wir laut Maurer über die Haltung eben auch, wo uns durch Beziehungserfahrungen und Verletzungen »das Kreuz gebrochen, wo uns der Wille abtrainiert worden ist«.

Endlich mal die Haltung verlieren

Wenn alles nichts mehr hilft, wenn die Widrigkeiten des Lebens uns wehrlos machen und übermannen, brechen wir bisweilen zusammen – oft genug »unter Tränen«, wie es dann heißt. Der Zusammenbruch der oft geforderten, weil doch so tugendhaften und erwachsenen Haltung, lässt uns in die Knie gehen; der Körper schafft es nicht mehr, die zum aufrechten Stand nötige Muskelspannung zu leisten, die Kräfte haben den Betroffenen endgültig verlassen. Tränenüberströmt hocken wir am Boden oder zusammengesunken auf einem Stuhl – und das ist erst einmal gut so. Niemand kann sich auf Dauer zusammenreißen, denn das wäre eine Form der Gewalt gegen sich selbst.

»Durch das Weinen fließt die Traurigkeit aus der Seele heraus«, äußerte der italienische Theologe und Philosoph Thomas von Aquin (um 1225 – 1274) einmal und spielte damit auf ein wichtiges Phänomen an: Der durch echte Tränen vermittelte Ausdruck von Erregung lindert seelischen Stress – ob die Tränen selbst Stresshormone aus dem Körper schwemmen, gilt noch als umstritten, stimmt aber wohl nicht. »Weinen können ist jedenfalls ein Zeichen dafür, dass sich etwas im Patienten löst, dass Traurigkeit zugelassen werden kann«, sagt der Psychosomatiker Joachim Bauer. Sich ab und an gehen zu lassen und in Tränen zu zerfließen, kann heilsam sein.

Viele Patienten mit psychosomatischen Beschwerden schaffen es leider nicht zu weinen. »Vor allem solche mit chronischen Schmerzen sind immer unter Spannung«, hat der Freiburger Internist und Psychiater erlebt. Wenn solche Patienten im Gespräch mit einem Psychotherapeuten oder einem guten Freund erstmals die Schleusen öffneten, sei das ein »gutes Zeichen«. Oft schwänden beim Tränenvergießen die körperlichen Beschwerden. Und keine Sorge: Niemand wird gleich zur Heulsuse, nur weil er oder sie endlich mal loslässt und schutzbedürftig wimmert wie ein kleines Kind. Diese Fähigkeit zur gelegentlichen Regression ist nach Ansicht von Therapeuten, die tiefenpsychologisch arbeiten, sogar nötig für eine erfolgreiche Therapie – zumindest aber günstig.

Ein nahe gehendes Beispiel für eine gelungene Regression durch Hautkontakt schildert der Psychoanalytiker und Körpertherapeut Günter Heisterkamp aus eigener Praxis: Ein narzisstisch, also übermäßig selbstbezogen veranlagter, desolat wirkender Patient sucht ihn »nach einem Zusammenbruch auf dem Höhepunkt einer grandiosen Karriere« auf.[79] Der am Boden zerstörte Mann sieht sich einer Anklage wegen Veruntreuung gegenüber, ist deswegen entlassen worden und muss obendrein verkraften, dass ihn Frau und Tochter verlassen haben.

Der Patient steht unter derartigem Druck, dass er sich selbst als Bombe kurz vor dem Platzen beschreibt. Auf den Gefühlsstau angesprochen, meint der Mann nur, dass er an seinen Gefühlen sterben würde, ließe er sie frei heraus. »Dann wäre ich schon tot«, äußert er – und bezeichnet das Sterben als mögliche Erlösung.

Um die Selbstlähmung, die Starre des Mannes, aufzuweichen, schlägt Heisterkamp dem auf der Couch Liegenden vor, »meine Hand einmal unter seinen Kopf zu legen«. Der Patient ist einverstanden. Bald darauf hört er auf zu reden, und der Therapeut spürt durch seine Hand »ganz feine Ströme« im Nacken des Mannes. »Sein Atem wird tiefer und er verfällt in einen tranceähnlichen Zustand, in dem er einen für mich noch undefinierbaren Ton abgibt. Dabei spüre ich ein leichtes Andrängen seines Kopfes an meine Hand«, beschreibt Heisterkamp das Geschehen.

Der Analytiker schlägt dem Mann nun vor, das Haltangebot zu intensivieren, sich ganz hinter ihn zu setzen und den Kopf des Patienten in beide Hände zu nehmen – mit erstaunlichen Folgen: »Der Atem wird stärker, der Ton lauter, die Qualität seines stimmlichen Ausdrucks prägnanter. Es ist jetzt unverkennbar das Jammern eines verlorenen Kindes.«

Der Mann beginnt nun auch noch damit, »seinen ganzen Körper von der einen zur anderen Seite hin- und herzuschaukeln und bezieht schließlich auch den Kopf mit ein.« Dabei wehklagt er immer lauter, was seinen Therapeuten notieren lässt: »Es ist ein herzergreifendes Bild, einen Mann auf der Couch liegen zu sehen, der wie ein alleingelassenes Baby jammert und in die typischen Monotoniebewegungen hospitalisierter Kinder verfällt.«

Nachdem sich der über sich selbst zutiefst erstaunte Patient beruhigt hat, sagt er: »Ich habe nie daran gedacht. Aber das ist mir jetzt ganz deutlich eingefallen, wie ich früher immer im Bettchen lag, wenn ich ganz allein war und niemand bei mir war. Dann habe ich diese Schaukelbewegungen immer gemacht.« Damit hatte der Starre den ersten Schritt zu mehr Lockerheit bewältigt.

Du bist ja völlig aus dem Gleichgewicht

Manche Ereignisse im Leben treffen uns so tief ins Mark, erschüttern gewissermaßen die Grundfesten unserer Existenz, dass wir meinen, den Boden unter den Füßen zu verlieren. Daher rührt zum Teil die maßlose, panische Angst bei realen Erdbeben. Und wer zu Hause Kaninchen hält und die Langohren dabei beobachtet, wie sie selbst auf ein sanftes Anheben des Käfigs reagieren, kann ermessen, wie sehr ein schwankender Untergrund ein Lebewesen verstören kann. Schon beim Denken an ein Erdbeben kann einem einschlägig erfahrenen Menschen *ganz schön schwindlig werden*, ohne dass der Betreffende an einem ungesunden Blutdruck oder gar an einem Hirntumor litte.

Aus psychosomatischer Sicht ist das seelisch bedingte (psychogene) Schwindelgefühl außerordentlich interessant. Je tiefer uns ein innerer Konflikt aufwühlt, »umso genetisch ältere Funktionsstörungen können auftreten«, urteilt der HNO-

Mediziner Joseph Sopko vom Merian-Iselin-Spital in Basel. So reiche schon zeitweiliges Liebesleid dazu aus, um die »entwicklungsgeschichtlich junge Stimmfunktion« einzubüßen.[80] Doch es müsse schon »substanziell am Kern unserer Persönlichkeit rütteln, wenn jemand unter psychogenem Schwindel leidet«, schließlich sei das Gleichgewichtsorgan im Innenohr, der sogenannte »Vestibular-Apparat«, das stammesgeschichtlich »älteste Orientierungssystem unseres Körpers«.

Bei manchen Schwindel-Patienten ohne körperlichen Befund entwickeln erfahrene Mediziner rasch den Verdacht, die Schwindligen litten an einer Konversionsneurose – einer Art Ersatzleiden für etwas, das hinter den Symptomen steckt und verborgen bleiben soll. Eindrucksvoll deutlich wird dieses Versteckspiel bei der Menièrschen Krankheit (Morbus Menière), erstmals 1861 von dem französischen Arzt Prosper Menière beschrieben.

Anfallsartig leiden Betroffene, meist zwischen 40 und 60 Jahre alt, unter plötzlichem Drehschwindel, Ohrensausen und einseitigem Hörverlust, beim ersten Auftreten meist verbunden mit einer als vernichtend empfundenen Todesfurcht. Hinzu kommen Übelkeit und Erbrechen als Folgen des Schwindels. Zwischen zwei der oft minutenlangen Attacken können Jahre liegen. Als Auslöser, zumindest als Begleiterscheinung, jedoch nicht unbedingt als Ursache, gilt ein Flüssigkeits-Überdruck in der Gehörschnecke des Innenohrs.

Mehrere Studien haben seelische Ursachen des Leidens nahegelegt. Danach werden vor allem Menschen befallen, deren Wesen einige Auffälligkeiten aufweist: überdurchschnittliche Intelligenz, große Neigung zur Zurückgezogenheit, übertriebene Gewissenhaftigkeit, großer Ernst, starrer Lebensstil, Perfektionismus im Beruf wie bei Hobbys. Morbus-Menière-Patienten leben »unter Zeitdruck im Zustand einer ständigen Überforderung«, seien auf kühle Weise korrekt, aber ohne die für Kinder so nötige Nestwärme erzogen worden.[81] Nicht selten waren sie brave Musterschüler ohne äußerlich sichtbare

Konflikte, schon gar nicht mit Lehrern, und haben in der Pubertät niemals über die Stränge geschlagen.

Ihr Leiden bricht oft dann aus, wenn diese Menschen belastende Lebenssituationen meistern müssen – wenn zum Beispiel der Vorgesetzte wechselt oder ihnen ungewohnte Aufgaben im Beruf zugewiesen werden. Was mancher Zeitgenosse als erfreulich herausfordernd erlebt, zieht ihnen den Teppich unter den Füßen weg – und macht sie schwindlig.

Das steckt mir in den Knochen

Zwar sagen wir eher, eine Grippe stecke uns noch immer in den Knochen, doch kann auch Angst oder ein Trauerfall sich dort beschwerend einnisten. Etwas Furchtbares *fährt uns ins Gebein* und *lähmt uns die Glieder*.

Auch eine chronische Depression kann sich in den Knochen bemerkbar machen – und zwar durch Knochenschwund, wie Wissenschaftler der Hebräischen Universität in Jerusalem und der Universität Pécs in Ungarn im Jahr 2006 an Mäusen herausgefunden haben. Die Forscher um den israelischen Psychobiologen Raz Yirmiya machten den Versuchstieren nach Kräften das Leben schwer, indem sie nachts das Licht brennen und die Käfige verdrecken ließen, herumlärmten und den Mäusen eine Zeit lang Wasser vorenthielten. Kein Wunder also, dass die Nager schon nach vier Wochen depressiv zu werden begannen.[82]

Doch auch ihre Knochendichte hatte sich verringert – offenbar durch das bei Dauerstress vermehrt im Blut vorhandene Noradrenalin. In den geschwächten Knochen ließ sich das Hormon jedenfalls in erhöhter Konzentration feststellen. Verabreichten die Forscher den Mäusen jedoch einen Stimmungsaufheller, wurden zusätzlich zur gehobenen Laune der Tiere auch ihre Knochen wieder dichter: ein weiterer Beleg dafür, dass die Depression nicht nur eine Krankheit ist, sondern auch zusätzlich krank macht – vor allem bei ohnehin von Knochenschwund (Osteoporose) geplagten alten Menschen, deren Zahl und Anteil gerade in westlich geprägten Gesellschaften zunehmen.

Was für ein Schlappschwanz

Mit keinem Körperteil bewahren Männer lieber Haltung als mit ihrem Glied – wobei es Ausnahmen geben mag von dieser Regel. Doch das Internet als Tummelplatz der Eitelkeiten, Sehnsüchte und Widrigkeiten des Lebens gibt beredt Auskunft darüber, welche Schmach einem Liebhaber droht, der nicht so kann, wie er will – vor allem, wenn es darauf ankommt, seinen Mann zu stehen und nicht schlappzumachen. »Ich bin 27 Jahre alt und männlich, heute werde ich Euch mal meine Leidensgeschichte erzählen«, schreibt ein Betroffener auf der denkwürdigen Seite »www.erektion.de«. Er habe »wie die meisten hier ein ziemliches Problem«, nämlich dieses: »Mein kleiner Freund will nicht so, wie ich will. Küssen, streicheln, da steht er, sobald es ›zur Sache‹ gehen soll, fällt er zusammen wie ein Kartenhaus, da hilft auch kein Kneten oder Blut abdrücken oder sonst was.« Und ein Leidensgenosse, der mit seiner »Erektilen Dysfunktion psychischer Art« schon manche Schlappe erlitten hat, berichtet von einem Teufelskreis: »Einmal keinen Ständer bekommen und schon war sie da: die Versagensangst.« Und so weiter und so fort.

Ganz gleich, ob das Glied ausgerechnet in der ersten Nacht mit einer neuen Bekanntschaft nicht steif wird oder häufiger nach Abflauen der ersten Leidenschaft: Ein zur Unzeit schlaffer Penis kann für Betroffene zu einem gewaltigen seelischen Durchhänger werden – und wenn es ganz dumm läuft, zu einem Dauerproblem, das selbst die besten Beziehungen ernsthaft zu beschädigen vermag.

Offenkundig betrifft es viele Herren, auch solche in den besten Jahren – und das sind diesmal nicht jene im Alter von etwa

30 bis 50. »Tatsächlich nimmt dieses Problem zu«, urteilt der Mediziner Manfred Stelzig.[83] Die Gründe hierfür seien vielschichtig. Die Männer würden »zunehmend von den Frauen gefordert, sie müssen im Haushalt ihren Beitrag leisten und bei der Kindererziehung helfen«. Zudem könnten Frauen heute »in Spitzenpositionen zur Vorgesetzen des Mannes werden«, fügt der leitende Psychosomatiker an der Uni-Klinik Salzburg hinzu. »Das alles bringt die alten Strukturen ins wanken und kann Männer verunsichern.«

Hinzu kommt etwas typisch Männliches: der selbstschädigende Irrglaube nämlich, dass es beim Sex um pornofilmtaugliche Standhaftigkeit gehe und darum, ein toller Hengst zu sein, der frühestens nach drei Stunden in die Kissen sinkt und selbst dann noch könnte. Dabei geht es Stelzig zufolge in der Liebe gerade »nicht um eine Leistungsdemonstration«, sondern um Begegnung mit einem anderen Menschen; darum, »den anderen zu suchen, ihn verstehen zu lernen, ihn begreifen zu lernen und ihn zu genießen« – mithin um das exakte Gegenteil dessen, was all die zuckenden Unterleiber auf einschlägigen Internet-Portalen vorgaukeln.

Doch das ist natürlich nur die halbe Wahrheit. Der ganzen nähert man sich erst, wenn man die enorme seelische Anspannung mitbedenkt, unter der heute viele Männer (wie natürlich auch Frauen) ihr Tagwerk vollbringen. Das bleibt nicht ohne Folge für jene Drüsen und Organe, die den Körper mit Nervenbotenstoffen versorgen. »Bei Überforderung, Erschöpfung und chronischem Distress kommt es zu einem Serotoninmangel«, beschreibt Manfred Stelzig eine verbreitete Konsequenz des stressigen und bewegungsarmen Lebens in unserer Zeit. Und ein Symptom dieses Mangels am so genannten Wohlfühl-Hormon sei die sexuelle Impotenz. »Stresshormone sind direkte Gegenspieler zu den Sexual- und Lusthormonen«, fügt der Psychiater und Neurologe hinzu – was auch für Frauen gelte. Kein Wunder also, dass innere Anspannung die Sinneslust schmälert.

Womöglich wäre schon etwas gewonnen, wenn das gar nicht so starke Geschlecht sich davon überzeugen ließe, dass so ein Schlappschwanz ein hilfreicher Bote sein kann: »Die sexuelle Funktionsfähigkeit ist ein sehr sensibler Indikator für das psychosomatische Wohlbefinden«, befindet Stelzig. »Störungen in diesem Bereich können als Warnlämpchen gedeutet werden: Irgendetwas ist nicht in Ordnung.« Um das so zu sehen, braucht es Mannesmut. Die erschlafften Herren sollten ihn aufbringen. Auch wenn am Ende, nach reiflicher Untersuchung beim Psychiater, Unbequemes heraufdämmern könnte: verdrängte Ängste, Abneigung gegen den aktuellen Sexualpartner oder gar ein in der Seele schwärender sexueller Missbrauch in jungen Jahren.

Doch damit nun nicht der schlappe Schwanz mit dem Hunde wackelt, sei auch Folgendes verkündet: In den meisten Fällen hat die Impotenz körperliche Ursachen – zum Beispiel Arteriosklerose (»Verkalkung« der Blut zuführenden Gefäße), diverse Venenleiden, Nervenschäden (beispielsweise durch Multiple Sklerose), Diabetes sowie krankhafte Hormonstörungen. Und zu allem Überfluss kann auch die Einnahme bestimmter Medikamente die ersehnte Schwellung des Gliedes versagen – so etwa beruhigende Beta-Blocker und manche Stimmungsaufheller (Antidepressiva).[84]

Wer sich nicht einmal mehr selbst befriedigen, also masturbieren kann, sollte nicht sein Sexualobjekt austauschen und anderen Frauen nachstellen, sondern sich einen Ruck geben und beim Arzt vorsprechen. Es lohnt, die Angst davor zu überwinden.

6. ÄNGSTE von Hasenfüßen und Nervenbündeln

Es spricht der Philosoph, in diesem Falle Wilhelm Schmid: »Angst ist, wenn sonst nichts, der Anfang der Lebenskunst, Anlass zur Sorge um sich selbst.«[85] Ein Mensch, der diesen Umstand akzeptiere, begebe sich »auf die Suche nach der Lebenskunst, die mit der Kindheit entschwunden ist«. Nicht immer gerate dieses Stöbern in der persönlichen Vergangenheit zum Vergnügen: »Die Angst ist ein Anlass, nachdenklich zu werden, ein philosophischer Moment per se, ein Blick in Gründe und Abgründe.«

In der Tat kann man sich Schöneres vorstellen. Doch wer je einen solchen Ausflug unternommen und gut überstanden hat, kann ermessen, dass dieser den Erfahrungsschatz bereichert. Wobei hier nicht von seelischen Traumata die Rede ist, die ein Hirn stellenweise so umprogrammieren können, dass lebenslang schmerzliche Rückfälle drohen – sogenannte Flashbacks, die sich jeweils anfühlen, als ereigne sich das überwältigende Geschehen von damals erst jetzt.

Und dennoch: Ohne die Fähigkeit zur Angst wäre das Leben viel ärmer. Viele Kunstwerke verdanken ihre Existenz geängstigten Künstlern – oder kann man sich Mozarts »Requiem« ohne eine bange Ahnung vom Tod vorstellen? Oder Theodor Storms (1817 – 1888) Herbstgedicht »Über die Heide« mit seinem nachdenklichen Schluss: »Wär' ich nur hier nicht gegangen im Mai! Leben und Liebe – wie flog es vorbei!«

Nein, man kann es nicht. Angst verspüren und daran wachsen – darauf kommt es an. Nur die Ängstlichen beweisen hin und wieder Mut – nicht etwa die Tollkühnen. »Angst begleitet jeden Identitätsschritt des Menschen«, befindet der Neurologe, Psychiater und Analytiker Egon Fabian, Chefarzt der Dynamisch-Psychiatrischen Klinik Menterschwaige in München.[86] Sie macht uns letztlich zu Menschen – zumal zu Mitmenschen, die andere trösten können.

Angst kann freilich derart verstören, dass eine beeindruckende Schar von Körper-Metaphern ihre diversen Folgen zu beschreiben versucht. In Schrecksekunden *halten wir den Atem an* – warum, das werden wir noch sehen –, ganz klar jedenfalls, dass Angst uns *die Luft nimmt*. Wenn wir uns fürchten, stehen uns *die Haare zu Berge*, und wenn das Kopfhaar mangels Masse nicht mehr imstande dazu ist, bleiben uns noch die übrigen Härchen am Körper, zum Beispiel jene auf den Armen.

Übel kann der obere Rücken schmerzen, wenn uns *die Angst im Nacken sitzt*. Dann *läuft es uns eiskalt den Rücken hinunter*, und wir werden nicht nur *ganz weich in den Knien*, sondern *es schnürt uns auch noch die Kehle zu*. Das würde an Misslichkeiten ja schon reichen. Doch obendrein *flattern unsere Nerven*, sind *zum Zerreißen gespannt* oder *liegen blank*. Der ganze Körper ist *vor Angst wie gelähmt*, sodass wir für jeden Angreifer zur leichten Beute werden.

Starr vor Schreck stieren wir mit *entsetzt geweiteten Augen* dorthin, wo wir den Auslöser der Angst vermuten. Doch sichtbar ist ein solcher nur bei der konkreten Furcht, zum Beispiel in Gestalt eines zähnefletschenden Dobermanns; die Angst hingegen kommt oft von innen – oder anders gesagt: von früher – und hält viel länger an.

Die Machtlosigkeit deswegen kann uns derart erschöpfen, dass wir einen Nervenzusammenbruch erleiden, doch brechen hier nicht die Nerven, sondern der übernervöse Mensch zusammen, was es ja keinen Deut besser macht und leichter schon gar nicht. Was bleibt, ist die Hoffnung, dass es bald vorüber sein wird und uns nicht auch noch der *Schlag trifft*. Dann nämlich kann es uns nicht nur vorübergehend *vor Angst die Sprache verschlagen*.

Zum geflügelten Wort ist der Satz »Angst essen Seele auf« geworden, der Titel eines in Cannes ausgezeichneten Spielfilms von Rainer Werner Fassbinder aus dem Jahr 1973. Die wunderbare Schauspielerin Brigitte Mira (1910 – 2005) erhielt später für ihre Hauptrolle darin den Bundesfilmpreis.

Als Putzfrau verliebt sich Mira in einen deutlich jüngeren Marokkaner – eine Verbindung, über die sich biedere Spießbürger heftig das Maul zerreißen. In seiner Einsamkeit prägt der isolierte Ausländer die Filmtitel-Zeile, die eindringlich belegt, wie zerstörend Angst auf Dauer wirken kann – kein Vergleich jedenfalls zum gelegentlichen Fracksausen.

In Angstschweiß gebadet

Schweiß ist unsere Kühlflüssigkeit. Zwei bis vier Millionen Drüsen stellen den Betriebsstoff unserer Körper-Klimaanlage her, im Extremfall – und bei ausreichendem Nachschub an Flüssigkeit – bis zu vier Liter pro Stunde. Stirn, Handteller, Achseln und Fußsohlen sind besonders dicht davon durchsetzt. Hier finden sich bis zu 400 Drüsen je Quadratzentimeter, siebenmal so viele wie etwa in der Haut von Gesäß oder Rücken.

Der größte Teil des Schweißes bildet sich in den kleinen, von winzigen Adern umhüllten Knäueldrüsen der Unterhaut; alleine davon besitzt ein Mensch zwei bis drei Millionen. Über einen Gang enden die Drüsen in einer Hautpore, wo sich beim Schwitzen sichtbare Tröpfchen bilden. Die klare und saure Kühlflüssigkeit besteht zu rund 99 Prozent aus Wasser, enthält aber auch Salz-Ionen, Harn-, Milch- und Fettsäuren, Sexualduftstoffe, Ammoniak und Harnstoff, ja sogar etwas Zucker und Vitamin C.

In früheren Jahrhunderten war Schweiß ein Merkmal ehrlicher Arbeit, was noch zum Ausdruck kommt, wenn wir sagen, eine sinnvolle Neuerung sei »den Schweiß der Edlen wert«. Ob die Edlen später unedel gerochen haben, wollte früher offenbar niemand wissen. »Schweiß verlangen die Götter, bevor wir die Tugend erreichen«, mahnte vor 2.700 Jahren Hesiod, ein griechischer Epiker. Und Ferdinand Freiligrath (1810 – 1876) dichtete: »Ehre jedem Tropfen Schweiß, der in Hütten fällt und Mühlen!« Doch während der Vorkämpfer für Freiheit und Demokratie »Ehre für jede nasse Stirn hinterm Pfluge« forderte, deutet das sorbische Sprichwort »Leuteschweiß würzt Herrenspeis« an, dass nicht jedem die Brühe aus den Haaren rinnen muss, der seinem Tagwerk nachgeht – falls er denn überhaupt eines vollbringt.

Angst aber macht uns alle gleich, unwillkürlich. »Immer, wenn wir uns ängstigen, schwitzen wir vermehrt«, erklärt der Dermatologe Wolfgang Harth das nicht steuerbare Phänomen des furchtgetriebenen Schweißes, das einen äußerst sinnvollen biologischen Hintersinn hat: Der Körper kühlt vorsorglich schon einmal die Temperatur der Haut und der darunter liegenden Muskeln herunter, da eine körperliche und dann erst recht schweißtreibende Anstrengung erwartet wird: Kampf oder Flucht.

Dumm nur, dass lokal auftretender Angstschweiß, etwa beim Händegeben, so peinlich sein kann wie das generalisierte Schwitzen, das vermehrt bei Stress auftritt. Souverän wirkt der Schwitzende nicht, und eine Bundeskanzlerin, die ihren Schweißfleck in der Achsel beim freundlichen Winken in Bayreuth offenbart hat, war der Online-Redaktion des Bayerischen Rundfunks im Juli 2005 gar eine ebenso manipulierende wie untertänige Retusche wert.

Auf der Basis von Angstschweiß soll auch der umstrittene Lügendetektor den Wahrheitsgehalt von Aussagen ermitteln: Fürchtet jemand, die Wahrheit könne ans Licht kommen, schwitzt er stärker, sodass sein elektrischer Hautwiderstand sinkt und die Spannung zwischen zwei am Körper angebrachten Elektroden sich verstärkt. Womöglich hat der Geprüfte aber auch bloß Angst, unschuldig bestraft zu werden.

Dass Angstschweiß sich kühl anfühlt, uns also *eiskalt den*

Rücken herunterläuft, liegt an einer bereits erwähnten Angstreaktion des Körpers: Der Blutkreislauf wird zentralisiert; das Blut zieht sich quasi von entlegenen, weniger wichtigen Außenposten zurück, um Herz, Lunge und Muskulatur besser zu versorgen und so zu kräftigen. Der Körper macht sich hierdurch noch wehrhafter. Schlechter mit Blut versorgt, kühlt die Haut etwas ab, sodass uns vermeintlich der *kalte Schweiß*

Hasenfuß mit Hasenherz

Anders als der Feldhase (Lepus europaeus) ist der Angsthase (Lepus anxius) ein Mensch. Und zwar einer, der nach einer veralteten Redensart *das Hasenpanier ergreift,* sich also mit fliegender Heerfahne aus dem Staub des Schlachtfelds macht – so die Herleitung des Paniers vom französischen Wort »la bannière« (zu Deutsch: Banner). Und weil der Hase auf der Flucht vor dem Fuchs seinen weißen Stummelschwanz – im Jägerlatein: die Blume – hochhält, sieht es beim Weghoppeln des Langohrs so aus, als fliehe da jemand mit einer wehenden, weißen Regimentsfahne.

Dem kleinen Säuger Ängstlichkeit vorzuwerfen und diese dann auf einen schreckhaften oder nicht besonders mutigen Menschen zu übertragen, ist ziemlich unfair – und zwar mit Blick auf beide: Was soll der Hase schon anderes tun, als mit allen vorhandenen Hasenfüßen Reißaus zu nehmen – schwach und kaum bewaffnet, wie er nun mal ist? Und was kann ein Mensch dafür, dass er schon im Mutterleib und dann vor allem in früher Kindheit und Jugend Erfahrungen machen musste, die sein hormonelles Stress-Reaktionsmuster so eingeregelt haben, dass sein Hasenherz ihm bei Furcht leicht bis zum Halse schlägt? Niemand kommt leicht aus seiner Haut heraus. Manchen Feldhasen immerhin helfen dabei Jäger oder Metzger.

ausbricht. Hinzu kommt, dass er nicht so gut verdunstet wie auf warmer Haut, was das Gefühl verstärkt, *in Angstschweiß gebadet* zu sein.

Dieser mag einem sichtbar Verschwitzten zwar peinlich sein, doch löst er das Mitgefühl (Empathie) anderer Menschen aus. Eine Arbeitsgruppe der Universität Kiel um den Hirnforscher Alexander Prehn-Kristensen hat 2009 nachweisen können, dass Empathie, also die Einfühlung in andere, auch über die Nase läuft. Die Forscher hatten 49 Studenten mit Wattebauschen Schweißproben aus den Achselhöhlen entnommen – einmal innerlich entspannt auf dem Fahrrad-Ergometer, das andere Mal vor einer wichtigen mündlichen Abschlussprüfung. Zwar konnten daran schnüffelnde Testpersonen keinen Unterschied feststellen. Doch ihre Hirne waren unterschiedlich aktiv, je nachdem, ob die Nase ihnen Trainings- oder Prüfungsschweiß meldete. Bei letzterem regten sich auffallend solche Hirnnerven, die zum sogenannten Gesichtserkennungsareal, dem Gyrus fusiformis, gehören, außerdem Bereiche, die wichtig für mitfühlende Reaktionen sind. Die an der Schnüffel-Studie beteiligte Biopsychologin Bettina Pause vom Institut für Experimentelle Psychologie der Universität Düsseldorf drückt das zentrale Ergebnis so aus: »Angst löst, wenn sie vom Geruchssinn registriert wird, beim Wahrnehmen empathisches Mitgefühl aus.«[87] Offenbar teilen sich Menschen ihren Artgenossen auch über chemische Signale mit – ähnlich wie Tiere und Pflanzen.

Die bekommen doch bloß wieder kalte Füße

Wärme entsteht im Körper als meist willkommenes Abfallprodukt vor allem durch den Stoffwechsel innerer Organe und durch Bewegungen der gut durchbluteten Muskulatur. Nun bestehen Männer unter anderem im Durchschnitt zu 40 Prozent aus Muskeln und zu 15 Prozent aus Fett, Frauen hingegen aus jeweils etwa 25 Prozent. Der »Speck auf den Rippen« isoliert zwar gut gegen Kälte, weil er das Abstrahlen von Wärme nach außen erschwert. Doch er kann keine Wärme erzeugen. Solange ein modisches Schönheitsideal Hungerleiderinnen vergöttert und die füllige Rubens-Figur verteufelt, können Frauen ihre geringere Wärmeproduktion also nicht einfach durch isolierendes Körperfett ausgleichen – lieber frieren sie für die Schönheit.

Meist zierlicher als Männer, frösteln sie aber auch eher. Bei ihnen ist die Wärme abstrahlende Körperoberfläche im Verhältnis zum Wärme erzeugenden Körpervolumen größer als beim Mann – und damit bei kühlem Wetter ungünstiger. Geringeren Kälteschutz bieten auch die um etwa ein Sechstel dünnere Oberhaut und die dünnere Lederhaut der Frau. Und über einen molligen Brustpelz verfügen auch nur manche Männer, auch wenn das durch Glatzen oder Halbglatzen mehr als ausgewogen werden kann.

Dass Frauen so schnell kalte Füße bekommen, liegt zudem an der schon beschriebenen Schutzreaktion des Körpers, wann immer er gegen Kälte ankämpfen muss. Das Blut aus entlegenen Körperpartien wird ins Zentrum und ins Hirn abgezogen. Auch darunter haben Frauen eher zu leiden. Da häufiges und vor allem scheinbar grundloses Frösteln auch ein Zeichen von zu geringem Blutdruck, Schilddrüsenleiden oder anderen Krankheiten sein kann, sollten ewig Frierende einen Arzt um Rat fragen.

Dies alles erklärt bloß noch nicht, warum Männer wie Frauen die sprichwörtlichen kalten Füße bekommen, wenn sie sich fürchten. »Kalte Füße deuten auf ein vegetatives Nervensystem hin, das sich durch eine hohe seelische Grundspannung so verändert hat, dass es quasi leicht alarmierbar ist«, erklärt der Psychosomatiker Joachim Bauer das Phänomen. Bei eher ängstlichen Menschen könne das Sympathikus-Nervengeflecht in aufregenden oder Furcht einflößenden Spannungssituationen stark erregt werden. »Dann verengen sich die Arteriolen, das sind feine Äderchen am Ende der Arterien«, fügt der Internist und Psychiater hinzu. Die Folge: Weniger Blut wärmt die Haut von Füßen und Händen, und ein Kältegefühl macht sich breit.

Manche Menschen, auch hier wieder mehr Frauen als Männer, reagieren sogar von Geburt an extremer als andere auf Kältereize oder psychischen Stress. Mediziner sprechen dann von einem – zum Glück meist harmlosen – »vasospastischen Syndrom«. Davon Betroffene neigen zu Gefäßverkrampfungen, die den Blutfluss vor allem in die Hände, aber auch in die Füße behindern. »Die Mehrzahl dieser Patienten hat einen niedrigen Blutdruck«, zudem sind sie »tendenziell eher schlank« und beruflich »meistens erfolgreich und strebsam«.[88] Das sollte aber für dicke Erfolglose kein Anreiz sein, die Hände in den prallen Schoß zu legen.

Gelähmt vor Angst

Am 25. Juni 2010 erlitt Fußball-Italien bei der WM in Südafrika ein Desaster. Die traditionell in blauem Trikot aufgelaufene Nationalelf (»Squadra Azzurra«) verlor gegen den klaren Außenseiter Slowakei mit 2:3 Toren. Nationaltrainer Marcello Lippi, vier Jahre zuvor bei der WM in Deutschland noch Weltmeister mit seiner Mannschaft, musste einräumen: »Die Spieler hatten die Angst in den Beinen.« Deshalb hätten sie wie gelähmt gewirkt.[89]

Vor Angst gelähmt zu sein, »das ist die dritte und letzte Stufe eines archaischen Notfallprogramms im Hirnstamm, das immer dann anspringt und unser Verhalten bestimmt, wenn man in riesige Angstzustände gerät«, sagt der Göttinger Hirnforscher Gerald Hüther. »Wenn weder Kampf und Flucht infrage kommen, bleibt uns als letzter Ausweg nur noch die ohnmächtige Erstarrung.« Zu dieser auch aus dem Tierreich, etwa vom Rehkitz oder dem jungen Feldhasen, bekannten Schreckstarre könne auch das Anhalten des Atems vor lauter Angst gerechnet werden: Kein Mucks, auch kein Atemgeräusch soll dem Raubtier oder einem anderen Feind verraten, wo man sich aufhält. Dann verharrt der Mensch wie das sprichwörtliche Kaninchen vor der Schlange – mit dem feinen Unterschied, dass dieses so seine Überlebenschance erhöht, weil viele Schlangenarten trotz eines ansonsten guten Sehvermögens bevorzugt dann auf Beutetiere reagieren, wenn diese sich rühren.

Ein Bauer auf der Mähmaschine allerdings zerhäckselt mit ihr auch vorbildlich schreckstarre Jungkaninchen, Feldhäschen und Kitze. Mithin taugt die beste Notfallreaktion nichts, wenn der Notfall nicht dazu passt. Ein auf sich gestellter Safari-Urlauber, der gelähmt vor Furcht den Angriff eines hungrigen Löwen oder wütenden Elefanten parieren möchte, braucht ein ganzes Geschwader von Schutzengeln, und diese sollten möglichst bis an die Flügelspitzen bewaffnet sein. Wegzurennen wäre allerdings noch dümmer.

Mir standen die Haare zu Berge

Eines der auffälligsten Körpermerkmale, die zumindest einen Teil ihrer ursprünglichen Funktion eingebüßt haben, trägt die Mehrzahl der Menschen auf dem Kopf umher – aber auch in den Achseln, im Schambereich, auf der Männerbrust und fein verteilt auf großen Teilen der Haut. Über Jahrzehntausende hinweg hat der Mensch den Löwenanteil des bei seinen Vorfahren noch dichten Haarkleides eingebüßt. Entweder geschah dies, wie manche Forscher sagen, weil wir als Nacktaffen innigeren Hautkontakt als Gorillas und Schimpansen pflegen und so den Zusammenhalt in der Urhorde stärken konnten. Oder aber die Blöße befähigte uns dazu, effektiver als Fellträger zu schwitzen, um unseren Körper zu kühlen. Nach dieser Erklärung konnten wir auch in der sengenden Mittagshitze der Savanne Beute hetzen oder frisches Aas erreichen,

bevor andere Fleischfresser es schafften, uns den Bissen weg-
zuschnappen.

Nahezu nackt, wie wir längst sind, nützt es mittlerweile wenig, wenn uns bei Wut oder Angst die Haare zu Berge stehen.
Und auch die Gänsehaut bei Kälte ist »inzwischen eine Leer-
laufreaktion«, sagt der Mainzer Anthropologe Winfried Henke.

Früher hingegen hatten sich unsere Haare aufgerichtet, weil
wir dadurch Feinde oder Nahrungskonkurrenten beeindrucken konnten. Der Haargesträubte wirkt nämlich größer als
ein entspannter Artgenosse; etwa so wie ein Stachelschwein,
das seine Borsten aufstellt, wenn es angegriffen wird, oder eine
Mieze, die vor einem Hund katzbuckelt – allerdings aggressiv.
Tierische Blender sind sie beide.

Physikalisch leicht zu erklären ist die Gänsehaut: Indem das
ehemals dichte Haarkleid sich aufrichtete, vergrößerte sich jene
Luftschicht zwischen warmer Haut und kalter Umgebung, die
vom Wind nicht so leicht weggeblasen wird und deshalb isolie-
rend wirkt. Denn nicht das Kopfhaar wärmt unseren Schädel,
sondern die darin gefangene mollig warme Luft. Einen lebenden Körper als Wärmespender braucht es dazu freilich. Soeben
Verstorbenen kann man so viele Daunenjacken und Fellmützen
überziehen, wie man möchte: Sie kühlen dennoch langsam aus.

Der Kerl ist bloß ein Angstbeißer

Wenn eine Ratte in die Enge getrieben wird, etwa in einer
Kellerecke, kann aus dem normalerweise menschenscheuen
Nager ein wütender Angreifer werden, der sich verängstigt irgendwo am menschlichen Körper festbeißt – ein Phänomen,
das auch Hundehalter von ihren Vierbeinern kennen.

Etwas Ähnliches, allerdings ohne die Bissigkeit, gibt es auch
beim Menschen. »Die Bedeutung der Verbindung zwischen
Aggression und Angst kann nicht hoch genug eingeschätzt
werden«, urteilt der Mediziner Egon Fabian. Beide beschäfti-

gen fast die gleichen Hirnareale, so etwa den Mandelkern, den Hirnstamm und den Hypothalamus. Dies sollte man wissen, um das Entstehen von Gewalt und Kriminalität verstehen zu können, etwa bei Menschen mit einer Borderline-Störung. Der Volksmund spreche von »Angstbeißern«, fügt der Experte für Angststörungen hinzu. »Aber auch bei sonst unauffälligen Jugendlichen oder Erwachsenen, die plötzlich, ohne Vorwarnung, zu Amokläufern oder Mördern werden, handelt es sich um den gleichen Mechanismus des Kippens von akkumulierter Angst in (plötzliche) Aggression.«[90]

Solche Menschen rasen vor Angst, sie rasten aus und schlagen auf alles ein, was sich ihnen entgegenstellt – nur eben nicht mutig, sondern ängstlich. Sie kleben schlagend oder zustechend an ihrem Opfer, so wie die Ratte sich in ihren Verfolger verbeißt. Auch wer rasend vor Eifersucht seinen Nebenbuhler verprügelt, ist außer sich vor Angst – vor existenzieller Verlustangst, um genau zu sein. Um diese nicht aushalten zu müssen, greift der Geängstigte lieber andere Menschen an.

Sie hat Nerven wie Drahtseile

Über die nervösen Leitungswege in unserem Körper hat der Volksmund kuriose Ansichten entwickelt. Von einem tollkühnen Seiltänzer, der ohne Sicherheitsnetz über eine Hochhausschlucht balanciert, heißt es zum Beispiel: »Der hat vielleicht Nerven!« Freilich lässt sich das zum Glück von uns allen sagen, denn ohne die organischen Strippen stünden wir blind, taub und gelähmt in der Landschaft herum – als reichlich wehrlose Ölgötzen.

Offensichtlich falsch ist auch der Spruch, ein Mensch besitze *Nerven wie Drahtseile*. »Hier orientiert sich der Volksmund an Telefonkabeln und Elektrodrähten und nimmt an, je dicker der Draht, umso stabiler ist er auch«, sagt die Berliner Zeichen-Expertin Dagmar Schmauks. So wünschenswert es auch klingen mag, drahtige Nerven zu haben: Es wäre eine Katastrophe. Dann nämlich stünden wir ständig – und obendrein am ganzen Körper – buchstäblich unter Strom. Wir würden mit allen Gliedern gleichzeitig zappeln, wenn das Hirn doch eigentlich nur den Befehl zum Beugen des linken Ringfingers geben möchte.

Beklemmend ist auch die irrige Vorstellung, unsere Nerven könnten *zum Zerreißen gespannt* sein wie ein von der Kälte verkürztes Telefonkabel oder eine Wäscheleine, die übertrieben stark festgezurrt worden ist. Ein *überspannter* Mensch hat keine zu kurzen Nerven, sondern allenfalls überreizte Sinne. »Umgangssprachlich scheinen viele Sprachbilder aus der Elektrotechnik entlehnt zu sein«, sagt der Neurobiologe Gerald Hüther und nennt eine mögliche Ursache: »Das Prinzip der elektrischen Weiterleitung von Nervenimpulsen ist zeitgleich zu wichtigen Fortschritten in der Elektrotechnik gefunden worden.«

Jedenfalls muss es die Menschen sofort elektrisiert haben, sich ihren Körper als eine Art Elektromotor mit hohem Fleischanteil vorzustellen. Und sogleich hatten sie Angst, irgendwann einmal *entnervt* zurückzubleiben: Schließlich will niemand *die Nerven verlieren*. Besser, man ist mit den Nerven am Ende, als dass einem ein *nerviger* Mensch auch noch *den letzten Nerv raubt*.

Erfreulich an all diesen Redensarten ist, dass sie belegen, wie wichtig den allermeisten Menschen die Gesundheit ihrer Psyche inzwischen ist. Jemandem *auf den Nerven herumzutrampeln*, ist kein Kavaliersdelikt, sondern eine böswillige, zumindest gedankenlose Frechheit – in der reizüberfluteten Welt von heute noch eher als vor hundert oder gar zweihundert Jahren. Allerdings steckt hinter der Sorge um das eigene Nervenkostüm auch die Angst, nach einem Nervenzusammenbruch als verrückter Sonderling abgestempelt zu werden: lieber ein Held der Arbeit mit einem ordentlichen Herzinfarkt als ein geistesgestörter Psycho, der zum Nervenklempner muss. Wobei, wer so etwas sagt, zumindest ahnen sollte, dass es bei den Psychiatern und Psychotherapeuten nicht mit einem kräftigen Kniff mittels Rohrzange getan sein dürfte.

Meine Nerven liegen blank

Ein Nerv besteht aus einem Bündel von Axonen – faserartigen Fortsätzen, die eine Nervenzelle (Neuron) ausbildet, um sich mit anderen Nervenzellen zu Netzwerken zu verbinden. Nähme man die Aussage »Sie war nur noch ein Nervenbündel« also wörtlich, könnte man die betreffende Frau auch als »Bündel aus Axon-Bündeln« bezeichnen – was aber Stirnrunzeln hervorrufen würde.

»Die typischen Nerven, wie wir sie zum Beispiel in den Armen oder Beinen haben und die unsere Bewegungen steuern, sind weiß, weil sie von sogenannten Myelin-Scheiden umhüllt sind«, sagt Gerald Hüther. Die weißen, fettreichen Hüllen stabilisieren die Nervenfasern und isolieren sie elektrisch gegenüber der Umgebung, vor allem aber gegenüber anderen Axonen – dies nicht etwa, um eine Art Kurzschluss zu verhindern, sondern um einen Erregungsimpuls eindeutig und in voller Stärke ans Ziel zu bringen. Im Hirn sind die Nervenfasern durch einen eigenen, nur dort vorkommenden Myelin-Typ (sogenannte Oligodendrozyten) umhüllt.

Doch die Myelin-Scheiden, auch Markscheiden, genannt, sollen die Nerven nicht nur nach außen isolieren; sie lassen uns auch schneller handeln: »Durch die Umwicklung kommt der elektrische Impuls in den Nervenfasern schneller voran«, erklärt Hüther die zweite wichtige Aufgabe der Hüllen. Fachleute wie er sprechen – wenn auch ein wenig irreführend – von der saltatorischen (»hüpfenden«) Erregungsweiterleitung. Die Markscheiden sind nämlich in regelmäßigen Abständen durch Einschnürungen unterbrochen, an denen die Axone in der Tat blank liegen. Zwischen diesen Schnürringen springt der Erregungsimpuls der Faser gewissermaßen voran, immer in Richtung seines Ziels – und das mit einem Affenzahn von bis zu 120 Metern pro Sekunde, über 400 km/h schnell. Nur durch die Kombination aus Markscheide und Schnürringen wird dieses hohe Tempo erreicht.

Auf krankhafte Weise blank – zumindest stellenweise – liegen die Nervenfasern von Menschen, die an Multipler Sklerose (MS) leiden. Bei diesen entzünden sich immer wieder die Myelin-Scheiden der Axone, weil sie von Fresszellen des körpereigenen Immunsystems angegriffen und aufgelöst werden – Fachleute sprechen von »Entmarkung«. Die beschädigten Nervenfasern können Erregungen nicht mehr so schnell weiterleiten oder werden sogar blockiert. Treffen zwei Entzündungsherde (Plaques) dort aufeinander, wo die beiden Nervenfasern entblößt sind, können die jeweiligen Erregungen einander stören. Das Bild des Kurzschlusses liegt verführerisch nahe, trifft aber den Kern der Sache nicht – schon weil nirgendwo eine Sicherung rausfliegt, die das ganze Nervenssystem lahmlegen würde.

Wenn die Entzündung wieder abklingt, bleibt Narbengewebe zurück, das die Reizweiterleitung durch die betroffenen Nervenfasern zeitweilig oder gar auf Dauer stört. Die Folgen sind lokal unterschiedlich: So können zum Beispiel Muskeln nur noch schwächer als vorher bewegt werden, oder die Sehkraft des Auges ist vermindert, die Sicht verschwommen. Auch Fehlwahrnehmungen wie Doppelbilder sind möglich. Ein Teil der Schäden an den Myelin-Scheiden kann allerdings auch folgenlos verheilen.

Übrigens liegen auch die Nervenfasern im Hirn von Kindern bis in die Pubertät hinein blank; sie sind noch nicht von einer isolierenden Hülle umgeben. »Das geschieht erst dann, wenn die Nervenfasern als Verknüpfungen der eigentlichen Nervenzellen sich quasi eingefahren und bewährt haben«, beschreibt Hüther die Abfolge. Ist das der Fall, werden sie von den hirntypischen Markscheiden, den Oligodendrozyten, umwickelt.

Gut daran ist, dass die Nervenimpulse jetzt flinker durchs Gehirn sausen, dieses also schneller arbeiten kann. Doch dem steht auch ein Verlust gegenüber: »Das Hirn ist dann nicht mehr so plastisch, also schlechter formbar; man hat dann eine gut eingefahrene, aber nicht mehr so leicht änderbare Nerven-Straße im Hirn«, fügt der Göttinger Hirnforscher hinzu. Mehr Effizienz wird mit geringerer Flexibilität erkauft.

Die Psychologin Alison Gopnick von der kalifornischen Universität Berkeley kann das neurobiologische Dilemma zwischen dem noch ungemein formbaren Hirn des Neugeborenen und dem schon deutlich gebahnteren des Erwachsenen auf andere Weise plastisch erklären. »Ich vergleiche es immer mit einer Laterne – im Gegensatz zu dem Spot, den der Erwachsene hat und außerhalb dessen Lichtkegel alles dunkel bleibt«, sagt die Babyforscherin. »Babys nehmen alles wahr.«[91] Sie sind, im allerbesten Sinne des Wortes, Universaldilettanten. Zu eingeschränkten Fachidioten, Männer oder Frauen genannt, werden sie erst später.

Dir hat es wohl die Sprache verschlagen

Wer nach einer freudigen oder bestürzenden Mitteilung »einfach sprachlos« ist, also baff, bleibt es nur für Sekunden. Das Hirn ist für kurze Zeit von Emotionen beherrscht, das kühl abwägende Vorderhirn, der präfrontale Cortex, gerät vorübergehend ins Hintertreffen, hat die Oberaufsicht im Denkstübchen für einige Momente eingebüßt. Das war es; mehr ist nicht passiert.

Die Redensart der »verschlagenen« Sprache deutet allerdings auf einen sehr ernsten, schlimmstenfalls lebensbedrohenden Vorgang hin: den Hirnschlag oder Schlaganfall. Wer wirklich vom Schlag getroffen ist, kann auch seine Sprachfähigkeit einbüßen, teilweise oder ganz, zeitweilig oder auf lange Sicht. Auch eine Kehlkopfentzündung (Laryngitis) kann

Stimmlosigkeit bewirken, zumindest mehr oder minder heiser machen. Und dasselbe schafft auch ein Hirntumor.

Ein anderer Fall liegt vor bei Menschen, die sich mächtig fürchten, gerade erschrocken haben oder auf andere Weise emotional aufgewühlt sind. Der Schock schnürt ihnen vermeintlich die Kehle zu, sie bringen kein Wort heraus. »Hierbei gibt das vegetative Nervensystem den Ausschlag«, sagt der HNO-Mediziner Roland Laszig von der Uni-Klinik Freiburg. Die stimmliche Schreckstarre wie auch die seelisch bedingte Heiserkeit lasse sich aber »manchmal schon mit einfachen psychologischen Mitteln durchbrechen, zum Beispiel mit einer Art Gegenschock in Form einer etwas rabiateren Untersuchung, zum Beispiel indem man dem Patienten ohne Vorwarnung einen Spiegel so weit in den Hals steckt, dass er würgen muss – und manchmal ist dann wirklich die Stimme wieder da«. Oder aber der Betroffene muss zur weiteren Behandlung zu einem Psychologen oder Psychiater. Psychogene Heiserkeit oder Sprachunfähigkeit sei aber »in aller Regel heilbar«.

Für Psychotherapeuten ist es dazu aber wichtig zu verstehen, wofür die Stummheit steht. Sie ist nämlich bloß ein neurotisches Konversions-Symptom, ein Stellvertreter-Leiden, hinter dem sich etwas ganz anderes verbirgt – etwa ein unterdrückter Wunsch oder ein Abwehrverhalten, das nicht dem Sprechen an sich gilt. Das Problem hierbei: Die zeitweilig Stummen weigern sich nicht selten, die wahre Ursache ihres Leidens zu erkennen – wäre dies nämlich so, könnten sie ebenso gut wieder sprechen. Und da sie kein seelisches, sondern ein angeblich körperliches Leiden an sich feststellen, »weigern sie sich meistens, einen Psychotherapeuten aufzusuchen«.[92]

Schon wieder dieser Kloß im Hals

Die Halsbeklommenheit bei akuter Furcht ist eine klassische Angstreaktion. Mediziner sprechen beim berühmten *Kloß im Hals*, der zu leerem oder trockenem Schlucken veranlasst, von einem sogenannten Globussyndrom (von lat. globus für Kugel, Klumpen) – noch schlauer ausgedrückt: vom »Globus pharyngeus«, dem Rachenkloß. Ein solcher blockiert scheinbar den Schlund, wenn sich mitten in der Physik-Klausur der Lehrer vor dem Schüler aufbaut und ihn dazu auffordert, den Spickzettel herauszurücken, nach dem der Bescholtene die ganze Zeit geschielt hat. Der beklemmende Frosch im Hals, wie der Kloß auch heißt, entsteht nach Worten des Schweizer HNO-Mediziners Joseph Sopko »durch Verspannung der Schluck- und Halsmuskulatur«.[93] Und da Amphibien im Schlund nicht spracherleichternd wirken, ist es kein Wunder, dass man als Schüler der Kehle in solchen Fällen nichts Entlastendes entlocken kann. Und das Schlimmste: Vom Lehrer ertappt, ist eine weitere Kröte zu schlucken – eine glatte 6 als Note.

Doch außer der akuten Form des Beklemmungskloßes kennen Psychosomatiker auch noch die mehr oder minder chronische und damit eigentlich problematische Variante. Eine solche könnte Peter Maiwald (1946 – 2008) in seinem düster-melancholischen Gedicht »Bitte um Nachlass« gemeint haben. Darin sprach der Schriftsteller und Lyriker von einem »Trauerkloß, an dem ich würg'« – und das klingt doch arg nach einer überaus lästigen, nicht einfach zu beseitigenden Verspannung im Hals, die Sopko zufolge »Ausdruck von unbewussten Konflikten, Depressionen, Überforderung und Stress sein« kann.

Der Gehemmte kann etwas Bedrängendes weder frei heraus äußern und sich so erleichtern, noch kann er den Konflikt sozusagen schlucken, also annehmen und in sein Leben integrieren. Er steckt fest in dem Problem wie dieses in seinem Hals – eine ziemlich ärgerliche Sache.

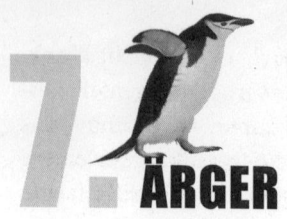

7. ÄRGER verbissen durch die Welt

Alois Hingerl, ein Dienstmann mit der Nummer 172 auf dem Münchner Hauptbahnhof, ist ein ziemlich dicker, ziemlich pausbäckiger Gepäckträger. Zu behaupten, er verrichte seine Arbeit hektisch, wäre eine gewisse Übertreibung, aber gesund lebt der oft Übellaunige trotz seiner scheinbaren Gemütsruhe nicht. Alois trinkt gerne seine Maß im Hofbräuhaus, pafft bei der Arbeit Zigarillos und weist derart gerötete Wangen auf, dass man seinen Bluthochdruck schon lange geahnt hat, bevor ihn eines Tages wirklich der Schlag trifft und hinwegrafft.

Im Himmel nerven den nun Aloisius geheißenen Engel aus München die pausenlos frohlockenden Kollegen, und man muss zugeben, dass er es ihnen in ähnlicher Münze heimzahlt, indem er zunehmend genervt Halleluja schreit – oder genauer: »Ha-ha-lä-lä-lu-u-uh – Himmi Herrgott – Erdäpfi – Saggerament – lu-uuu-iah!«

Aloisius ist wütend und zornig, er tobt und frohlockt eher ungewöhnlich (»Luja soag I!«) – kein Wunder, dass der liebe Gott ihn auf listige Art aus dem Weg zu räumen weiß. Ludwig Thoma (1867 – 1921) sei auf Knien Dank für diese Satire über den angeblich so typischen Münchner Grantler.

Denn: Wir alle sind ja selbst manchmal so. Dann *gehen uns die Nerven durch*, wir *kochen vor Wut* und laufen *zornesrot* an im Gesicht. Wir *rasten aus* und haben *die Schnauze voll*; der Ärger *nimmt uns schier die Luft*. Doch haben wir in dieser Sekunde noch einen *dicken Hals*, können wir in der nächsten schon ehrlich *zerknirscht* sein, weil uns derart übertrieben *die Nerven durchgehen* konnten.

Ärger und Wut sind machtvoll, machen aber nicht krank, sofern sie nicht zum Dauerzustand werden. Im Gegenteil: Seinem *Ärger auch mal Luft machen* zu können, ist gesund – zumindest für den Verärgerten selbst. Hingegen kann es einem Menschen sehr schaden, wenn er gewohnheitsmäßig seine *Wut in sich hineinfrisst*. Das nämlich fördert diverse psychosomatische Krankheiten – nicht nur Depressionen, sondern auch zu hohen Blutdruck.

Sie steht ganz schön unter Druck

Anders als die Morgenröte kündet die Zornesröte nicht von einem heiteren Sonnentag, sondern von einem drohenden Wutausbruch. Landläufig gelten Menschen, die bei einem Tobsuchtsanfall eine rote Birne tragen, als Choleriker mit zu hohem Blutdruck. Doch erstens ist der typische Hypertoniker gerade kein umhergiftendes Rumpelstilzchen. Und zweitens ist die spontane Zornesröte im Gesicht eine ganz normale vegetative Reaktion, die Umstehende mächtig beeindrucken kann, vielleicht sogar von Natur aus soll: Rot ist schließlich eine alarmierende Signalfarbe. Man ist deshalb gut beraten, sich mit einem vom Zorn entflammten Gesellen nur im Notfall anzulegen, da seine Aggression oft ungeahnte Kräfte freisetzt.

Das verbreitete Missverständnis vom zornesroten Bluthochdruck-Patienten bedarf noch kurz der Aufmerksamkeit. Grundsätzlich steigt der Blutdruck »nachweisbar bei Angst oder Wut an«.[94] Im Tierexperiment lässt sich eine seelisch bedingte Hochdruckkrankheit sogar künstlich erzeugen. Dieser Umstand passt gut zu der Redensart, jemand stehe unter Druck. Psychischer Druck von außen drückt innerlich auf die Adern. Und die häufige Folge eines bei Ärger spontan gestiegenen Blutdrucks ist die gerötete, weil stärker durchblutete Gesichtshaut.

Doch entscheidend ist, ob jemand überhaupt rot anlaufen kann vor Wut. »Die Zornesröte ist ja Ausdruck des erlebten

Gefühls von Zorn«, sagt der Wiener Psychokardiologe Georg Titscher. Schon da Hypertoniker ihr Zorngefühl häufig nicht zu erleben wagen und deshalb unterdrücken, laufen sie nicht ständig mit gerötetem Gesicht umher.

Zwar gibt es keinen typischen Hypertoniker mit einem klar umrissenen Strauß von Charakterzügen, doch erwähnen Ärzte einige Persönlichkeitsmerkmale auffallend oft: »Hypertoniker werden als leistungswillig, pflichtbewusst, gesellschaftlich überangepasst, mit hohem Anspruchsniveau an sich beschrieben« und »geraten mit dieser Einstellung oft in einen inneren und äußeren Konflikt, indem sie sich emotional nicht zu entlasten vermögen.«[95]

Damit wären sie ideale, sind aber zu ihrem Leidwesen verhinderte Wüteriche, denn unter der nach außen gezeigten Bescheidenheit und Gefasstheit der scheinbar Ausgeglichenen lodert nicht selten ein heißer Konflikt – am heftigsten dann, wenn sie meinen, ohne den Menschen, der sie innerlich auf die Palme bringt, nicht leben zu können.

Dann nämlich droht Liebesverlust, und der kann mächtig ängstigen – nicht nur eine wirtschaftlich unselbstständige Ehefrau, sondern auch den sprichwörtlichen Pantoffelhelden, der sich ein Dasein ohne seine dominante Gattin nicht vorstellen kann. Also kuscht er sicherheitshalber vor dem Hausdrachen – wenn auch mit geballter Faust in der Hosentasche und obwohl er platzen könnte vor Ärger. »In einem solchen Konflikt werden Gefühle von Wut, Neid und Hass gegen die Person, von der man innerlich abhängig ist, als Gefahr erlebt, die Angst vor Objektverlust und Schuldgefühle auslöst.« Und eben Bluthochdruck, der sich verstetigt und deshalb riskant ist.[96]

Hypertonie kann freilich viele Ursachen haben, bei Weitem nicht nur seelische. Nach Angaben der Deutschen Hochdruckliga drückt bei 30 bis 40 Prozent der Bundesbürger das Blut zu kräftig gegen die Gefäßwände. Das wären sage und schreibe 25 bis 33 Millionen Menschen mit einem häufig messbaren Arteriendruck von mindestens 140/90 Millimeter-Quecksilbersäule. Bei den über 60-Jährigen ist Stichproben zufolge sogar jeder zweite Bewohner Deutschlands betroffen.[97] Wer lange leben möchte, sollte hier sehr wachsam sein.

Ihm schwillt schon wieder die Zornesader

Im Comic sieht man es am deutlichsten, aber beileibe nicht nur dort: »Jemand, der sich ärgert, läuft im Gesicht rot an, weil die Stresshormone den Kreislauf entsprechend reagieren lassen«, sagt der Münchner Blut-Experte Christian Peschel. »Der Blutdruck steigt, und die feinen Blutgefäße der Haut weiten sich, sodass man einen roten Kopf bekommt.«

An den Schläfen schwillt dann obendrein die geschlängelte Zornesader (Arteria temporalis superficialis): Die an der Kopfoberfläche verlaufende Arterie ist der letzte Abzweig der äußeren Halsschlagader. Sie führt vor dem Ohr hinauf zur Schläfe, verzweigt sich dort und versorgt die obere Kopfhälfte über dem Schädelknochen mit frischem Blut. Die Arterie tritt nicht nur durch den bei Stress ansteigenden Blutdruck stärker hervor, sondern auch, weil sich dann die Schläfenmuskulatur anspannt. Diese zieht die Kopfhaut straff und bewirkt so, dass sich in der Zornesader das Blut etwas staut.

Eine häufig angespannte Schädelmuskulatur kann sogar dazu führen, dass sich charaktertypische Gesichtszüge *tief ins Gesicht eingraben*, wie es gerne heißt. Dazu zählen die quer verlaufenden Sorgen- und die senkrecht über der Nase auftretenden Zornesfalten. Dass die Querrillen in der Haut auch als Ausweis einer Denkerstirn gelten, beweist allenfalls, wie viele Sorgen sich Denker machen müssen, wenn sie als solche gelten wollen.

Dass Schädelmuskeln, die bei Dauerstress mehr oder minder ständig verspannt sind, auch Haarausfall begünstigen, ist vielerorts zu lesen, aber in der Fachwelt noch umstritten. Dazu gebe es »unterschiedliche Aussagen«, berichtet der Dortmunder Hautmediziner und Haar-Experte Dirk Eichelberg. »Dennoch scheinen derartige Verspannungen nach unserer Erfahrung durchaus relevant zu sein.«

Das könnte auch erklären, weshalb das starke Nervengift Botulinumtoxin (bekannt zum Beispiel als Botox) Haarausfall lindern kann, worauf einige Studien hindeuteten. Botox wird unter anderem gegen Spannungskopfschmerz und Migräne eingesetzt, weil es eine Zeit lang verhindert, dass sich die behandelten Muskeln anspannen können. Auch mimisch, also von Gesichtsmuskeln hervorgerufene Falten, lassen sich so zeitweise fast beseitigen – freilich auch ein Stück Persönlichkeit.

Und das nicht nur äußerlich: Gelähmte Mimik-Muckis lassen auch die linke Amygdala, einen Teil des so genannten Mandelkerns im Zwischenhirn, weniger aktiv sein und verändern so die Art, wie wir fühlen und mitempfinden. Offenbar fällt es uns leichter, Emotionen unserer Artgenossen zu verstehen, wenn wir sie auf unserer eigenen Gesichtsbühne sozusagen nachspielen können – und genau dieses tun wir oft, wenn uns jemand etwas erzählt, das uns nicht umsonst *bewegt*.

Wissenschaftler der Universität von Wisconsin-Madison um David Havas haben 2009 zudem herausgefunden, dass Frauen, denen Botox gespritzt worden ist, länger brauchten, um ärgerlich oder traurig stimmende Sätze verstehen zu können – erheiternde Botschaften hingegen begriffen sie gleich schnell.[98] Niemand ist gezwungen, das positiv zu finden.

Mir platzt gleich der Kragen

Noch heute tragen Geschäftsleute, vorwiegend Männer, ihre Hemden eng zugeknöpft und wirken dann auch bisweilen so: verschlossen, unnahbar und überhaupt nicht locker. Dabei ist dieser Eindruck noch gar nichts gegen jenen, den hochgestellte Herren im 19. Jahrhundert hinterließen, sofern sie über ihren noch kragenlosen Hemden einen Stehkragen trugen. Dieser sollte ihnen mehr Würde verleihen, ließ sie aber vor allem zwangsweise hochnäsig in der Weltgeschichte umherlaufen, weil sie ihr Kinn kaum noch senken konnten. Vor allem charakterlich fragwürdige Militärs schätzten solche Ego-Prothesen ungemein.

Ein hübscher Ausdruck/für den Stehkragen ist »Vatermörder« – nur ist seine Herkunft ungewiss. Möglich, dass sich hier ein Übersetzungsfehler aus dem Französischen ins Deutsche eingeschlichen hat. Denn in Frankreich hieß der Stehkragen »parasite«, weil er wie ein Schmarotzer – ein Parasit eben – dem Hemd aufsaß. Schließlich konnte dieses auch ohne ihn getragen werden – nicht jedoch umgekehrt, es sei denn um den Preis der Lächerlichkeit. Und weil das Wort »parricide« für »Vatermord« ganz ähnlich klingt, wurde der steife Kragen nach dieser Erklärung im Deutschen zur Mordwaffe für den Herrn Papa.

Zwar ist kein Fall bekannt, dass jemals jemand an einem Stehkragen erstickt oder gar mit ihm erdrosselt worden wäre. Doch dessen Komfort ist eher beschränkt: Der Vatermörder engt seinen Träger scheinbar bedrohlich ein – und sogar tatsächlich, wenn der eingezwängte Mensch seinem Kragen durch gesteigerte Leibesfülle sozusagen entwachsen ist. Oder auch, wenn er sich ärgert. »Dann nämlich steigt der Blutdruck an, und man bekommt in der Tat einen dicken Hals, weil die Halsvenen hervortreten«, sagt Roland Laszig, Ärztlicher Direktor der HNO-Klinik am Universitätsklinikum Freiburg. Dadurch droht auch ein moderner Hemdkragen zu platzen – vorausgesetzt man trägt ihn eng geknöpft oder festgezurrt mit umgebundener Krawatte.

Immerhin wäre das noch ein glimpflicher Ausgang der Geschichte für jemanden, der in seinem bisher unterdrückten Ärger von sich sagt: »Ich hab ja *so* einen Hals!« Denn das angeschwollene Körperteil selbst droht als Folge des Blutdruckanstiegs zu bersten. Zumindest könnten die Menschen im

Mittelalter das befürchtet und die Redewendung des »platzenden Kragens« geprägt haben. Um das für möglich zu halten, muss man nur wissen, dass ab dem 12. Jahrhundert das Wort »Kragen« auch den Hals bezeichnete[99] – übrigens auch noch in Goethes Epos »Reineke Fuchs«, das 1794 erstmals erschienen ist. Nicht umsonst riskierte man im Kampf *Kopf und Kragen*, und war man schwächer als der Gegner, konnte es einem leicht *an den Kragen gehen*. Auch das Wortpaar »Geizhals« und »Geizkragen« verrät die alte Doppel-Bedeutung noch.

Das Fazit hieraus: Menschen, die sich im Leben oder bei der Arbeit häufig ärgern, sollten Entspannungskurse buchen oder sich einen Job suchen, der eher ihrer Kragenweite entspricht. Wer sich permanente Überlast vom Hals schafft, kann das Haupt endlich wieder erheben.

Zähneknirschende Verbissenheit

Im biblischen Gleichnis von den anvertrauten Talenten, einer alten griechischen Währung, stattet ein Dienstherr seine drei Knechte vor der Abreise mit unterschiedlichen Geldbeträgen aus, mit denen sie während seiner Abwesenheit wirtschaften und dabei das Geld möglichst mehren sollen.[100]

Zwei der Knechte – sie hatten fünf beziehungsweise zehn Talente erhalten – schaffen es, den ihnen überlassenen Betrag zu verdoppeln; der dritte jedoch, der nur ein Talent bekommen hatte, vergrub dieses ängstlich und hatte am Ende nichts hinzugewonnen. Also ließ der Herr dem Zauderer das Geld wegnehmen und gab es dem Knecht mit den zehn Talenten, woraufhin er sprach: »Denn wer hat, dem wird gegeben, und er wird im Überfluss haben; wer aber nicht hat, dem wird auch noch weggenommen, was er hat. Werft den nichtsnutzigen Diener hinaus in die äußerste Finsternis! Dort wird er heulen und mit den Zähnen knirschen.«

Beides sind unwillkürliche Reaktionen auf seelische Anspannung. Tränen rufen unwillkürlich um Hilfe, auf dass sich andere, mitfühlende Menschen um den Trauernden kümmern mögen. Das Zähneknirschen (medizinisch: Bruxismus) baut psychische Spannungen ab – allerdings auf ungesunde Weise: Denn wer unter Druck mit den Zähnen knirscht, schädigt das Gebiss. Und dauerhaft klappern mit ihnen, wie es in der Bibel an diversen Stellen heißt, sollte man ebenso wenig.

»Vor allem Frauen zwischen 30 und 45 Jahren mahlen nachts unbewusst mit den Zähnen; sie machen rund 80 Prozent aller Knirscher aus«, sagt der Zahnmediziner Sebastian Ziller, Abteilungsleiter für Prävention und Gesundheitsförderung der Bundeszahnärztekammer. Dazu passt ein – freilich außergewöhnlicher – Befund aus den frühen 1990er-Jahren: Auffallend häufig, wenn niedersächsische Zahnärzte damals die Frauen jener britischen Soldaten behandelten, die von ihren deutschen Kasernen an die Fronten des ersten Irakkriegs abkommandiert worden waren, mussten sie Zahnabrieb feststellen. Die englischen Patientinnen waren zu Knirscherinnen geworden.[101] Offenbar plagte die Frauen die Angst um ihre Männer auch im Schlaf.

»Die Zähne geben weit mehr Aufschluss über die psychische Befindlichkeit eines Menschen, als allgemein angenommen wird«, schreibt Manfred Stelzig in seinem Buch »Was die Seele glücklich macht. Das Einmaleins der Psychosomatik«.[102] Erstens spiegele der Pflegezustand des Gebisses das generelle Bemühen eines Menschen wider, für sich selbst zu sorgen und auf die persönliche Gesundheit zu achten. Und zweitens ließen Zahnstellung und Zahnabrieb Rückschlüsse darauf zu, ob und wie stark jemand unter seelischem Druck stehe.

Viele Zeitgenossen verarbeiten stressbedingte Anspannung, indem sie die Zähne während des Schlafs zusammenpressen oder gar mit ihnen knirschen. Salopp gesagt: Wer tagsüber viel Ärger schluckt, muss ihn nachts – zum Leidwesen eines etwaigen Bettpartners – gehörig durchkauen. »Das führt auf Dauer zu Zahnschmelzverlust, Zahnlockerungen und zum Wandern der Zähne, besonders wenn auch noch die Zunge Druck ausübt«, befindet Stelzig. Auch chronische Kopfschmerzen können hier ihre Ursache haben.

Zu allem Überfluss belastet das chronische Knirschen oder Pressen auch das Kiefergelenk, sodass dieses sich vorzeitig abnutzen und schmerzen kann. Bisweilen knackt es auch noch, und die buchstäblich verbissenen Menschen bekommen vor lauter Anspannung die Zähne nur mühsam auseinander. »Sie presste die Worte nur noch hervor«, kann man dann in Romanen lesen, wenn jemand vor Wut nicht mehr normal sprechen kann.

Aber wozu soll eine derartige Verkrampfung gut sein? Üblicherweise dienen unsere Körperreaktionen einem Zweck, wenn auch bisweilen einem recht verborgenen, der sich gewissermaßen erst auf den dritten Blick erschließt. So ist es auch hier: Stelzig zufolge ist das Aufeinanderpressen der Zähne als »archaischer Kampf- und Schutzreflex« zu verstehen.[103] »Eine Stressreaktion ist mit einem Muskelpanzer verbunden, der sich auch auf den Kiefer auswirkt«, sagt der in Wien geborene Mediziner. Kommt es zu Handgreiflichkeiten und drohen Schläge aufs Kinn, ist es seit jeher sinnvoll, dass die Muskulatur sich verhärten kann, um Gelenke und Knochen zu schützen. »Ein zusammengepresster Kiefer kann sich beim Kämpfen nicht so schnell verrenken.«

Doch wer buchstäblich an seinen Problemen herumkaut, hat eindeutig ein Dauerproblem und täte deshalb gut daran, einen psychosomatisch geschulten Facharzt aufzusuchen. Mit ihm kann der Betroffene klären, ob sich die Haltung zum Leben und zur Arbeit durch Psychotherapie entspannter gestalten lässt, womöglich zeitweilig unterstützt durch ein angstlösendes Medikament, das den Schlaf beruhigt, ohne abhängig zu machen.

Ist die Wurzel des Übels aber eine seit Langem schwärende Wut auf den Partner, die ohne Weiteres zu einer schmerzhaften Kieferverspannung führen kann, sollte der Verbissene ein offenes, notfalls auch fachgerecht moderiertes Gespräch mit dem Lebensgefährten suchen.

Die tieferen Ursachen dafür, dass Knirscher ihren Zähnen nachts eine Abreibung erteilen, liegen freilich oftmals lange zurück. »Verdrängte Aggressionen, Ärger und Sorgen, Trauer, Enttäuschung und jede Art von Hektik und andauerndem Stress können das nächtliche Zähnepressen hervorrufen«, listet Sebastian Ziller mögliche Auslöser auf. »Diejenigen, die den Mund nicht aufmachen dürfen und alles hinunterschlucken, sind besonders gefährdet.«

Solche Menschen sind häufig dazu erzogen worden, »sehr

Wüten wie die Berserker

Im Englischen meint der Ausdruck »to go berserk« soviel wie verrückt werden oder durchdrehen. Wenn jemand wie ein Berserker wütet, dann tut er dies rauschhaft und mit aller Gewalt. Schmerz empfindet der Kämpfer viel weniger als zuvor, weil in seinem Blut nun eigens ausgeschüttete Hormone kreisen – aufputschende Endorphine und Adrenalin. Gedanken an den drohenden Tod sind jetzt fern.

Als erste beschriebene Berserker gelten jene sagenhaften altnordischen Krieger, die als Fußtruppe des Kriegsgottes Odin nur in Bärenfelle gehüllt in die Schlacht zogen und sich über ihr »Bärenhemd« (altnordisch »ber« wie Bär, »serkr« wie Hemd) die Kräfte des starken Beutegreifers einverleiben wollten – ein in der Geschichte des Kampfverhaltens weit verbreiteter Mythos, der sich in Gestalt der Bärenfell-Mützen englischer Wachsoldaten vor dem Buckingham Palast bis in die Moderne gerettet haben könnte.

Möglich ist allerdings auch eine andere Deutung: Danach kämpften die wilden Krieger bar (»ber«) jeden Hemdes, also am Oberkörper unbekleidet. Hüten sollte man sich aber auch vor jemandem, der im dicken Wintermantel durchknallt.

gewissenhaft, pflichtbewusst und leistungsbereit zu sein – auch dazu, sich durchzubeißen und nicht lockerzulassen«, fügt Manfred Stelzig hinzu. »Sie kommen gar nicht in die Phase der Entspannung, denn dann würde ihnen bewusst, welchen Wahnsinn sie da sonst alltäglich treiben, und müssten sich dagegen wehren.« Davor jedoch haben sie Angst, denn das würde ihr Kontrollbemühen aufweichen – und dann drohte aus ihrer Sicht Unkalkulierbares und am Ende das pure Chaos.

Schon früh haben solche Menschen Sätze gehört wie »Ein Indianer kennt keinen Schmerz!«, oder ihnen wurde auf andere Weise Selbsthärte gepredigt, etwa durch Sprüche wie: »Zähne zusammenbeißen und durch!« Knirschen natürlich inklusive, aber davon stand in der Bauanleitung zum fleischgewordenen Kampfroboter nicht einmal etwas im Kleingedruckten. Häufig also werden dauerzerknirschte Menschen an ihrer in Kindertagen erworbenen Einstellung zu Themen wie Leistung, Verantwortung, Lust und Freude arbeiten müssen – oder an der Hemmung zu weinen, wenn sie traurig sind.

Eine Möglichkeit, Stress mit dem Gebiss abzubauen, könnte das Kauen von Kaugummis sein. Der britische Gesundheits- und Arbeitspsychologe Andrew Smith hat über zweitausend Berufstätige zwischen 18 und 74 Jahren danach befragt, wie stark sie bei der Arbeit unter Stress litten – und siehe da: Jene 39 Prozent, die niemals zu Kaugummis griffen, empfanden sich selbst doppelt so oft extrem angespannt wie eifrige Kaugummi-Nutzer. Unter Letzteren waren auch deutlich weniger Menschen mit Bluthochdruck oder einem erhöhten Cholesterin-Spiegel, außerdem etwas weniger Depressive.[104]

Auf Nachfrage räumt der Forscher von der walisischen Universität Cardiff ein, dass bisher nur eines wirklich klar sei: »Kaugummikauen ist mit einem geringeren Stress-Niveau verbunden.« Allerdings gelte dies nach bisherigem Kenntnisstand nur für Menschen, die beim Autofahren oder bei der Arbeit gerne auf etwas herumkauten – und zwar nicht unbedingt in der Absicht, innere Anspannung abzubauen. »Ob Kaugummikauen möglichen Stress gar nicht erst aufkommen lässt oder vorhandenen in Muskelbewegung umlenkt wie beim Zähneknirschen, ist schwer zu sagen«, fügt Smith hinzu. Er vermutet aber, dass beides zutrifft. Einen Vorteil hätte therapeutisches Gummikauen im Stil nervöser Fußballtrainer aber sicherlich: Wer sich auf diese Weise abregt, kann seine Zähne vor zu hohem Beißdruck schützen – wenn auch nur tagsüber.

All jene, die aus dem Rheinland stammen und Kaugummis verabscheuen, könnte der zentrale Aufruf aus einem anti-rassistisch gemeinten Lied der Kölner Gruppe BAP motivieren, beherzt gegen ihre Zerknirschung vorzugehen. Wie singt doch Wolfgang Niedecken bisweilen auch heute noch: »Jetzt jilt et: Arsch huh, Zäng ussenander.«

Da bleibt dir wohl die Spucke weg

Manchmal ist Speichel wirklich hinderlich. »Wer ein Blasorchester lahmlegen möchte, braucht nur – für alle Bläser sichtbar – in eine Zitrone zu beißen«, verrät der Mediziner Roland Laszig – freilich ohne zu dieser kunstverächtlichen Gemeinheit anstiften zu wollen. »Dann läuft den Musikern nämlich das Wasser im Munde zusammen; und sie können nicht mehr vernünftig blasen.« Dazu bedarf es eines eher trockenen Mundes, wie sich jeder leicht vorstellen kann, der als Schulkind eine Blockflöte misshandeln durfte – nicht selten inklusive der Nachbarschaft.

Allerdings wünschen sich Blechbläser oder Flötistinnen vor Auftritten kein völliges Versiegen des Speichelflusses. Denn würde ihnen komplett die Spucke wegbleiben, wäre es unmöglich, vor dem ersten Ton die Lippen zu befeuchten, um diese luftdicht an das Mundstück von Trompete oder Querflöte schmiegen zu können. Vor einem Auftritt passiert nun aber leicht gerade dieses: Vor Lampenfieber wird der Mund zur Wüste, und die Zunge klebt am Gaumendach wie ein dürres Pappelblatt.

Auch hier mischt die Psyche mit: »Der Speichelfluss wird stark durch das vegetative Nervensystem stimuliert«, sagt Laszig. Vor allem dessen parasympathischer, bei Entspanntheit wirksamer Anteil lässt die Speicheldrüsen Spucke bilden – etwa wenn unser Magen knurrt und wir an unser Lieblingsessen denken. »Doch sind wir aufgeregt, stellt der Parasympathikus sofort seine Arbeit ein, und der Sympathikus übernimmt das Kommando«, fügt der HNO-Arzt hinzu.

Wer häufig, also nicht nur dann und wann bei Stress, unter Mundtrockenheit (Xerostomie) leidet, täte gut daran, der Sache auf den Grund zu gehen. Denn ein Fehlen des Speichels behindert nicht nur Sprechen, Schmecken und Schlucken. Etliche Folgeschäden drohen bei trockenem Mund, darunter Mundgeruch, Zahnfleisch- und Zungenbluten, Karies und Entzündungen der Mundschleimhaut. Womöglich liegt die Dürre in der Mundhöhle nur an einem eingenommenen Antidepressivum, Schmerzmittel oder einem anderen Medikament. Doch Auslöser können auch ernste Krankheiten sein, zum Beispiel Diabetes, Rheuma oder ein Schilddrüsenleiden. Das Phänomen bedarf also genauer Klärung.

Macht endlich eurem Ärger Luft

Wer nicht einmal zu atmen wagt, ist alles andere als entspannt. Uns bleibt die Luft weg, wenn wir uns akut vor etwas fürchten. Das hängt zusammen mit der schon erwähnten Schreckstarre, die uns befällt, wenn weder Flucht möglich ist noch ein Kampf sinnvoll erscheint. Jede Bewegung könnte uns dem übermächtigen Gegner jetzt verraten. Wir halten die Luft an, um unseren Aufenthaltsort nicht preiszugeben – in der Hoffnung, dass der Todfeind uns übersieht und verschwindet.

Wer hingegen zum Kampf bereit ist, traut sich zu, seinem Ärger freien Lauf zu lassen und ihm Luft zu machen. Der Ärgerliche lässt seinen Unmut heraus, indem er furios auf den

Tisch haut oder die oftmals aufgestaute Wut einfach heraus-brüllt. »Schrei, schrei, lass alles raus«, sang »Tears for Fears« denn auch in ihrem 1984 veröffentlichten Riesen-Hit »Shout«, mit dem die britische Pop-Band Menschen beim Protest gegen die Hochrüstung im Kalten Krieg bestärken wollte. Wer sich öffentlich buchstäblich *äußert*, indem Verinnerlichtes nach au-ßen gekehrt wird, kann dies als befreiend erleben.

Wer uns hingegen dazu auffordert, *endlich mal die Luft anzuhalten*, will diese für ihn nervige Befreiung verhindern – womöglich ja aus verständlichen Gründen, aber doch auf un-sere Kosten. Den Atem zumindest zu verlangsamen, kann aber auch für uns selbst segensreich sein, sofern uns gerade Schmer-zen plagen.

Psychologen und Zellbiologen der Universität von Arizona konnten in einem Experiment mit Fibromyalgie-Patientinnen ermitteln, dass milde und mittelstarke Wärmereize auf der Haut als weniger schmerzhaft empfunden werden, wenn die Testteilnehmerinnen während des Versuchs den Atem drossel-ten.[105] Deshalb tun wir gut daran, bei starker Aufregung oder plötzlichen Schmerzen erst einmal tief durchzuatmen. Ent-spannung kann die Pein nämlich lindern.

8. 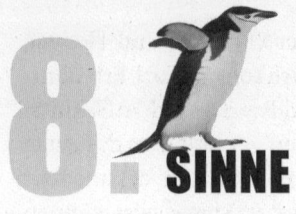 SINNE Warum sie manchmal verrückt spielen

Nehmen wir doch mal die Augen: Als lichtempfindlicher Vorposten des Hirns schauen sie aus dem Schädel hervor. »Zwischen den Augen und dem Gehirn besteht eine enge anatomische Verbindung, denn die Netzhaut und der Sehnerv sind – entwicklungsgeschichtlich gesehen – die Teile des Gehirns, die in das Auge vorgelagert sind«, berichtet Hans Morschitzky, klinischer Psychologe in der psychosomatischen Ambulanz der Landes-Nervenklinik im österreichischen Linz. Dieser Umstand lasse auch verständlich werden, »dass Seheindrücke unmittelbar Gefühlsreaktionen auslösen, wie etwa Weinen bei einem Film«.[106]

In der Tat könnten wir uns ohne den wichtigsten Fernsinn nicht nur viel schlechter im Raum orientieren; auch unser seelisches Erleben wäre erheblich ärmer. Mit den Augen treten wir in Beziehung zu anderen Menschen. Wir streifen sie mit einem Blick oder halten sie damit fest. Mit Frauen oder Männern, denen wir gerne näher kämen, *liebäugeln* wir, und wenn diese unser Werben erwidern, *tauchen Blicke ineinander*.

An den Augen und an ihrem von Muskeln gesteuerten Umfeld erkennen wir am ehesten, wie es einem Menschen geht – weshalb die Augen oft als *Fenster zu Seele* bezeichnet werden. Sie lachen und blitzen, funkeln und spritzen – dann allerdings vorzugsweise Gift, den Kampfstoff *vernichtender Blicke*. Manchmal *gehen uns die Augen auch über* vor Freude. Oder wir *weinen sie uns aus*, wenn wir traurig sind, und *halten die Tränen nicht zurück*, obwohl das die Betriebsanleitung für ein möglichst cooles Leben ganz anders vorsieht.

Die Baseler Augenmediziner Josef Flammer und Hedwig Josefine Kaiser sowie ihr Berliner Fachkollege Carl Erb kommen in einem Aufsatz über Auge und Psyche zu dem Schluss: »Unsere klinischen Erfahrungen haben gezeigt, dass das Auge stärker auf die Psyche reagiert, als allgemein in der medizinischen Fachwelt angenommen wird.« Beispielsweise können seelische Vorgänge die Versorgung des Auges mit frischem Blut verändern – wie noch zu berichten sein wird. Die meisten Ärzte gingen allerdings »davon aus, dass die Durchblutung des Auges mehr oder weniger eine Konstante und höchstens noch vom Blutdruck abhängig sei«, schreibt das Ärzte-Trio. In Wahrheit stehe der Blutfluss im Auge unter »erheblichem Einfluss der Psyche«, werde »intensiv reguliert« und den aktuellen Bedürfnissen der Augen »dauernd angepasst«. Zum Beispiel steige er bei Flackerlicht.[107]

Augenleiden seien sehr oft die Folgen anderer Probleme, meint auch der österreichische Augenarzt, Allgemeinmediziner und Homöopath Jörg Hildebrandt.[108] So könne eine »verdrängte, übergangene Trauer« im wahrsten Sinne des Wortes die *Tränen versiegen lassen*. Und »wenn man sich in der Vielzahl der Sorgen nicht mehr zurechtfindet, tritt vielleicht ein verstecktes Schielen auf und lässt alles doppelt erscheinen«, fügt Hildebrandt hinzu. Allerdings dürfe man auch in solchen Fällen »organische Ursachen trotz seelischer Auslöser nicht übersehen«, betont der in freier Praxis arbeitende Mediziner und Oberarzt der Augenklinik am Landesklinikum St. Pölten.

Alles grau in grau sehen

Einen zutiefst niedergeschlagenen oder verzweifelten Menschen aufzumuntern, gehört nicht gerade zu den einfachen Aufgaben mitfühlender Freunde oder Therapeuten. Wer Trübsal bläst, sieht vielleicht nicht gerade schwarz, aber doch alles irgendwie düsterer als ein heiter gestimmter Zeitgenosse. Und für klinisch Depressive gilt das noch viel eher.

Unlängst haben Forscher deren seelischen Grauschleier experimentell nachweisen können. »Depressive nehmen Kontraste schlechter wahr«, sagt Ludger Tebartz van Elst, der die Sektion für Experimentelle Neuropsychiatrie an der Uni-Klinik Freiburg leitet. »Unterm Strich sehen sie also – metaphorisch gesprochen – am ehesten alles grau in grau, milchig oder weniger stark abgegrenzt.« Die Nervenzellen ihrer Netzhaut scheinen von allen Kontrasten in der Außenwelt nur die Hälfte mitzubekommen – um es sehr salopp auszudrücken.[109]

Um zu ihrem Ergebnis zu gelangen, brachte das Freiburger Forscherteam Elektroden an den Augäpfeln depressiver Patienten an. So ließ sich messen, wie stark optische Lichtreize die Netzhaut erregen. Dann mussten die Patienten wechselnde Schachbrettmuster betrachten, deren Kontraststärken sich änderten. Das war nur deshalb eine sinnvolle Versuchsanordnung, weil schon die Nervenzellen der Netzhaut Hell-Dunkel-Unterschiede verarbeiten – und nicht erst das Hirn, wo unsere Bilder von der Welt in Wahrheit entstehen.

Tatsächlich reagierte die Netzhaut klinisch depressiver Menschen im Durchschnitt nur halb so stark wie in einer Kontrollgruppe aus gesunden Probanden. Weder spielte es hierbei eine Rolle, ob die seelisch Kranken gerade Arzneien wie Stimmungsaufheller einnahmen, noch ob sie akut oder chronisch depressiv waren. Obendrein scheint die gemessene Kontrastschwäche ein guter Zeiger für das Vorliegen einer Depression zu sein. Denn von den Testpersonen, deren Netzhautreaktion unterhalb eines charakteristischen Grenzwertes lag, waren mehr als 90 Prozent tatsächlich depressiv. Umgekehrt galt dies nur für etwa 20 Prozent derer, bei denen sich die Netzhaut als kontrastempfindlicher erwies.

Zu welchem Sinneseindruck geschwächtes Kontrastsehen im Hirn führt, ist jedoch nur »sehr schwer zu sagen, da die Wahrnehmung von Farben oder Kontrasten nun einmal notwendig subjektiv bleibt«, schränkt Tebartz van Elst die Aussagekraft des Befundes ein. Die Methode liefere jedoch einen neuen Ansatz, das Vorliegen einer Depression anhand von Veränderungen der Nervenfunktion irgendwann einmal objektiv zu bestimmen.

In künftigen Studien wollen die Freiburger Neuropsychiater auch das Farben-Sehen von Depressiven untersuchen. Wer weiß – vielleicht wird es so ja gelingen, den physiologischen Hintergrund der englischen Redensart »I am feeling blue« (»ich fühle mich blau«) zu ergründen. Was ihr wohl zugrunde liegen mag, »das haben wir uns auch gefragt, aber noch keine schlüssige Antwort gefunden«, räumt Ludger Tebartz van Elst ein. »Aber vielleicht versteckt sich hier ja auch noch eine naturalistische Wahrheit hinter dem umgangssprachlichen Wortgebrauch.«

Achtung, der sieht rot

Die Farbe Rot hat etwas Alarmierendes. Rot züngelnde Flammen können uns vernichten. Rote Flüssigkeit auf unserem Körper könnte Blut sein, also erschrecken wir, denn verbluten wollen wir nicht. Selten gewordene Tierarten stehen auf der Roten Liste, nicht etwa auf einer blauen. Rote Ampeln und Signale fordern uns dringlich zum Anhalten auf, während grüne die Weiterfahrt erlauben. Und nicht umsonst heißt es auch »Alarmstufe Rot«, wenn höchste Gefahr droht.

»Evolutionsgeschichtlich haben wir wahrscheinlich die Verknüpfung des visuellen Bildes der Farbe ›Rot‹ mit der Bedeutung ›Gefahr‹ im Gehirn gut verankert, weil eine adäquate Reaktion das Überleben sichert«, meint die Baseler Augenärztin Hedwig Josefine Kaiser. Wie sehr fest eingebrannte Vorstellungen unser Leben bestimmen, hat der Göttinger Hirnforscher Gerald Hüther in seinem Buch »Die Macht der inneren Bilder« eingängig beschrieben.

Aus Erfahrung wissen wir auch, dass man jemandem, der

sprichwörtlich *rot sieht*, besser aus dem Weg geht. Zumindest dann, wenn er nicht zufällig an Erythropsie leidet, dem Rotsehen – einer meist durch starke Blendung überreizten Netzhaut. Das kann zum Beispiel nach langem Verharren im hellen Sonnenschein passieren, weil dann die für blaues und grünes Licht empfindlichen Zapfen (Lichtsinneszellen) der Netzhaut überlastet und zeitweise nicht mehr so leicht erregbar sind. Infolgedessen sind die rotempfindlichen Zapfen aktiver als die beiden anderen – und alles wirkt rötlich.

Vorsicht gegenüber einem aufgeregten Rotseher empfiehlt sich vor allem dann, wenn man selbst für den Wutschnaubenden ein rotes Tuch ist – eine Wendung, die aus dem Stierkampf kommt, bei dem der Torero den Stier durch wiederholtes Schwenken der Muleta reizt. Freilich könnte dieses Tuch auch anders gefärbt sein – zum Beispiel weiß, wie früher einmal. Denn Rinder sind rotblind und reagieren nur auf die Bewegung des Stoffes.

Ob Rot Menschen aggressiv macht, sei dahingestellt – Hedwig Josefine Kaiser jedenfalls kennt »keine Beweise dafür«. Doch eine ganz amouröse Wirkung hat die Farbe offenbar: Rote Frauenkleider wirken auf Männer erregend, während andere Frauen rot gekleidete Geschlechtsgenossinnen nicht reizvoller finden.

Das haben die US-amerikanischen Psychologen Andrew Elliot und Daniela Niesta von der Universität Rochester in Experimenten bestätigen können. Ihr Fazit: »Männer halten eine Frau in einer roten im Vergleich zu einer blauen Bluse für attraktiver, fühlen sich sexuell stärker zu ihr hingezogen und erscheinen geneigter, sich mit ihr zu verabreden.« Obendrein würden die befragten Männer mehr Geld beim Treffen mit einer rot gekleideten Frau ausgeben – aufgepasst also, meine Herren![110]

Ich kann dich echt nicht mehr sehen

»Das Auge gibt dem Körper Licht«, steht schon in der Bibel (Matthäus 6, 22) geschrieben: Augenlicht eben, und wenig kann uns derart ängstigen wie dessen Verlust. Wer das nicht glaubt, möge nachts durch einen finsteren Wald gehen – oder vielmehr stolpern.

Seiner Natur nach ist der Mensch jedenfalls ein Augentier. »Etwa 80 Prozent der Information über unsere Umwelt erhalten wir über die Augen«, sagt Hedwig Josefine Kaiser, Vizerektorin der Universität Basel. Das gilt natürlich auch für Eindrücke von unseren Zeitgenossen – von geschätzten und geliebten wie auch von nervigen und verhassten. Zumindest Letztere können wir oft *einfach nicht mehr sehen* – auch wenn das aus physiologischer Sicht blanker Unsinn ist. Doch meinen wir in solchen Fällen ja auch nicht, »dass unsere Sehschärfe beim Betrachten dieser Menschen nachgelassen hat, sondern dass wir am liebsten nichts mehr mit ihnen zu tun haben möchten«, stellt Kaiser klar. Wenn man so will, entfernen wir einen Missliebigen allein schon durch Wegschauen zu 80 Prozent aus unserer Welt.

Diese Brachialmethode wäre nicht nötig, würden wir uns von unseren Mitmenschen tatsächlich »kein Bildnis machen«, wie es in einem der Zehn Gebote der Bibel in Bezug auf Gott heißt. Doch wir tun es immer. »So wie wir von einer roten Rose ein ganz bestimmtes Bild in uns haben, so auch von uns bekannten Menschen«, befindet Ludwig Thierfelder, Facharzt für Augenheilkunde und Psychotherapeutische Medizin, der seit einigen Jahren weit überwiegend als Psychoanalytiker im oberpfälzischen Amberg arbeitet. »Von Menschen, die nicht zu unserem individuellen Persönlichkeitsinventar gehören, können wir uns kein Bild machen, das heißt, wir haben von ihnen keine inneren Bilder abgespeichert.« Solche Zeitgenossen – oder auch Gegenstände – nehmen wir Thierfelder zufolge »normalerweise gar nicht wahr, wir erkennen sie nicht; die sind gewissermaßen Luft für uns.«

Doch wollen wir plötzlich auch einen bisher vertrauten Menschen nicht mehr sehen, »dann steckt dahinter eine affektgesteuerte Abwehr«, urteilt der Psychotherapeut. Wir möchten diesen Menschen nicht mehr erkennen, vielleicht auch gar nicht mehr kennen, weil er dem inneren Bild nicht mehr entspricht, das wir uns von ihm gemacht haben. »Vor einem solchen Menschen verschließen wir sozusagen die Augen – auch das eine Abwehrmaßnahme«, fügt Thierfelder hinzu.

Psychoanalytisch gesehen soll eine solche Verdrängung die oft schwer aushaltbare Ambivalenz – also Zwiespältigkeit – in unserer Umwelt ausschalten: in diesem Fall das Bild eines Menschen, der nicht mehr so ist, wie wir ihn noch immer gerne hätten. Wir sind enttäuscht, weil wir uns getäuscht haben.

Jemanden abzuwehren, indem man ihn *aus den Augen* haben will, kann indes auch die Folge unverstandener Gefühle sein – etwa die Konsequenz eines Schuldgefühls diesem Menschen gegenüber. »Indem ich meine verborgene Emotion nicht benennen kann, habe ich einfach ein ungutes Gefühl und wehre den Menschen ab«, erklärt Ludwig Thierfelder das Prinzip. »So bleibe ich vor meinen Ängsten oder Schmerzen verschont.«

Eine Verdrängungsleistung wie diese hat Methode. Denn sie zeigt beispielhaft, dass wir unsere Welt, also den erlebten Teil der Wirklichkeit, selbst konstruieren, nach unseren Vorlieben zurechtbasteln. Zwar wirft das immer wieder auch Probleme auf, ist aber oft effizient, denn unser Hirn soll von Natur aus die Welt nicht allumfassend in sich aufnehmen, sondern uns bloß beim Überleben helfen.

Zudem ist Verdrängung mitunter hilfreich. Denn bekanntlich gibt es Momente, in denen wir die Augen vor etwas verschließen müssen: Wir können *schier nicht mehr mit ansehen*, was uns seelisch überfordert. Durch taktisches Ausblenden schützt sich die Psyche vor möglicherweise traumatischen, also verletzenden Anblicken. Wer kann – zumindest als seelisch Gesunder – schon länger ungerührt hinschauen, wenn ein Gefangener gesteinigt, eine Frau vergewaltigt oder einer Schildkröte bei lebendigem Leib die Bauchplatte herausgetrennt wird wie einer Ölsardinen-Büchse der Deckel. Es ist, also wolle unsere Psyche sich so vor drohenden Alpträumen schützen.

Bisweilen ist unser Blick aus anderen Gründen verengt. Dann sind wir so in Rage oder derart abgetaucht in unser Tun, dass wir Teile unserer Umgebung in der Tat nicht mehr sehen – oder vielmehr: mit unserem Hirn nicht mehr wahrnehmen. Bekannt ist der Tunnelblick bei Wut, durch den wir ähnlich wenig von der Außenwelt mitbekommen wie ein Zugochse, der zwischen seinen Scheuklappen notgedrungen nur nach vorne stieren kann.

»Wenn wir im Affekt handeln, ist unsere bewusste Wahrnehmung gestört; wir erleben zwar unsere Angst noch, aber wir nehmen unsere Umgebung nicht mehr wahr – oder nur noch zum Teil«, sagt Thierfelder. Das Bewusstsein ist dann »weitgehend oder teilweise ausgeschaltet«. Besonders deutlich werde das, wenn ein Mensch *blindwütig* handelt. »So jemand schaut nicht mehr hin, was er tut, sondern lebt bloß noch seinen Affekt aus«, also seine Gefühlserregung. Dann handele der Betreffende wie ein Kind, »das zu strampeln beginnt, wenn ihm seine Mama die Brust entzieht«.

Der hat vielleicht große Augen gemacht

Rar gesät dürften Eltern sein, die ihrem Sprössling zu Weihnachten nicht nur neue Fußballschuhe, sondern gleich auch noch den offiziellen Jabulani-Ball der Fußball-WM 2010 samt eines Nationaltrikots von Miroslav Klose mit Original-Unterschrift geschenkt haben und nach dem Auspacken in finster zusammengekniffene Kinderaugen blicken mussten – es sei denn, ihr Sohnemann hat sich seit Jahren wiederholt die Partitur von Beethovens Neunter sowie endlich auch ein neues Hausaufgabenheft im Ledereinband gewünscht. Dabei heißt »jabulani« in der Zulu-Sprache doch »Freu dich!«.

Doch sehr viel wahrscheinlicher ist, dass der Junge schon beim Zerrupfen des Geschenkpapiers *große Augen gemacht* hat. Reißt jemand derart seine beiden Gesichtsfenster auf, ist das eine Reaktion auf innere Erregung. »Der Pupillenmuskel stellt dann die Pupille weit«, sagt Hedwig Josefine Kaiser. Außerdem öffnen sich die Sehorgane ein wenig weiter, weil kleine Muskeln im Unter- und Oberlid ebenfalls bei Aufregung, Freude oder Erstaunen tätig werden – allerdings auch bei Angst. »Beide Vorgänge signalisieren Aufmerksamkeit«, fügt die Augenmedizinerin hinzu. Und aufmerksam ist so ein Junge am Heiligen Abend immer.

Ihr Blick war ganz verklärt

Der Mensch benötige »keinen durchdringenden, sondern einen klaren Blick«, hat der in Wien geborene Philosoph Ludwig Wittgenstein (1889 – 1951) einmal gesagt. Denn das sogenannte Verborgene liege nicht *unter*, sondern vor aller Augen direkt *an* der Oberfläche. Man müsste halt nur noch richtig hinschauen.

Das gelingt nur bedingt bei Menschen anderen Geschlechts, die einem seit Tagen den Schlaf rauben, weil man stets an sie denken muss. Und das tut man unter Verliebten ja ständig; außer natürlich, man überlegt gerade, ob man nun besser neun oder dreizehn rote Rosen für sie kaufen soll – oder ebenso viele Flaschen seines Lieblingsbiers,

Etwas schwieriger zu verstehen ist das Phänomen des *verklärten Blicks* – ohnehin ein sonderbarer Ausdruck, denn klar sieht man die Dinge ja ausgerechnet damit nicht. Nach Ansicht Ludwig Thierfelders kann jemand einen verklärten Blick haben, der den geliebten Menschen idealisiert – womöglich verbunden mit Freudentränen oder außergewöhnlich feuchten Augen, durch die der Blick zu verschwimmen scheint. »Was wir Verliebtheit nennen, ist die Auffassung, dass der andere

das Ideal verkörpert, mein ideales Bild«, sagt der Psychoanalytiker und fügt schmunzelnd hinzu: »Wie lange dies anhält, ist
hinreichend bekannt.«

Hedwig Josefine Kaiser versteht den verklärten Blick ganz
anders: »Der kommt dann zustande, wenn man die Augen de-
fokussiert – wenn man also etwas in der Nähe anschauen soll,
aber die Augen gar nicht auf dieses Objekt oder diesen Menschen einstellt, sondern quasi durch ihn hindurch in die Fer-
ne schaut«, erklärt die Medizinerin das bisweilen irritierende
Phänomen. »Die Augenstellung entspricht dann nicht dem Abstand vom Objekt.« Und das nehme der Betrachter wahr, weil
er Erfahrungswerte gesammelt habe dafür, wie scharfgestellte
Augen jeweils schauen müssten.

Mann, hat der nah am Wasser gebaut

Wenn wirklich der liebe Gott uns Menschen erfunden
hätte, würde er allein für die Mixtur des Tränensekrets einen
halben Nachmittag gebraucht haben. Die salzig schmeckende
Flüssigkeit hat es nämlich in sich, schon weil sie aus drei Lagen
besteht: Die innerste heißt Mucin- oder Schleimschicht und
ist gerade einmal 0,03 bis 0,04 Millimeter dick. Sie enthält eine
schleimbildende Substanz sowie Glykoproteine – Eiweiße mit
einer Zuckergruppe. Die Schleimschicht benetzt im Normalfall ständig die Hornhaut und verhindert so, dass die wässrige
mittlere Schicht von der Hornhaut abperlt.[111] Diese mittlere
Schicht, die eigentliche Tränenflüssigkeit, ist lediglich 0,006
bis 0,01 Millimeter fein. Dritte im Bunde ist die ölige, außen
liegende Fettschicht. Nur unvorstellbare hundert Millionstel
Millimeter dünn, stabilisiert sie den Tränenfilm und verhindert
dessen rasches Verdunsten, wodurch der Film Löcher bekäme
– eine der Ursachen für das lästige, weil reizende Trockenauge.

Wer rasch weint, hat es nicht leicht in einer Welt, in der
nicht nur Kühlschränke cool sein sollen. Mädchen und Frauen,

denen die Tränen vor Rührung rasch in die Augen schießen, gelten schnell als Heulsusen. Männer, deren Augen bei *rührseligen*, mithin die Seele rührenden Filmen feucht werden, müssen sich sogar ernsthaft Sorgen um ihren Ruf machen. Statt sich über die Gefühligkeit, die Fähigkeit zum Mitempfinden, zu freuen, hält sich so mancher von ihnen dummerweise selbst für eine Memme (mittelhochdeutsch für »Mutterbrust).

Von Menschen, die rasch weinen, wenn sie etwas anrührt und also bewegt, sagt der Volksmund, sie hätten *nah am Wasser gebaut*. Natürlich begünstigt die Nähe des Wohnorts zum nächsten Fluss oder See die Bereitschaft zum Weinen überhaupt nicht. Wäre dem so, müssten die Venezianer im historischen Zentrum der Lagunen-Stadt pausenlos ins Taschentuch schniefen, leben sie doch auf 118 Inseln inmitten eines 38 Kilometer langen Kanalnetzes. Gehört hat man davon bisher nicht.

Doch was begünstigt die flotte Tränenflut dann? Hier hilft ein genauerer Blick hinters Auge. »Die Tränenproduktion bei Emotionen wird durch den Trigeminus- oder Drillingsnerv gesteuert – und nicht durch den sogenannten Nervus facialis, den Gesichtsnerv, der für die ständige Grundversorgung des Auges mit Tränenflüssigkeit sorgt«, sagt Hedwig Josefine Kaiser. Wie stark oder schnell der Drillingsnerv bei Freude oder Trauer aktiv wird, sei zum Teil eine Frage der Veranlagung. »Manche Menschen weinen praktisch nie, und bei anderen rollen die Tränen schon bei der kleinsten Verabschiedung«, fügt die Baseler Augenärztin hinzu.

Allerdings spielen auch die jeweilige Erziehung sowie prägende, unser Erbgut mitsteuernde Lebenserfahrungen eine Rolle. Wer als Junge zu oft von seinen Eltern hat hören müssen, ein richtiger Mann weine nicht, der wird sich seiner Tränen im ungünstigsten Fall zeitlebens schämen und sie geflissentlich unterdrücken. Er wird sein Haus also ziemlich weit weg vom Wasser errichten und dabei den Grundstein legen für die eine oder andere Seelenpein im späteren Leben. Und wenn es ganz schlimm kommt, wird er seinen Söhnen den selben Unsinn erzählen. Dann kann Herbert Grönemeyer – wenn auch nicht mehr live – noch in hundert Jahren singen: »Männer weinen heimlich.«

Tränen bedürfen also schleunigst einer Image-Korrektur. Wer sich ihnen verweigert, verschließt sich einem Aspekt des Menschseins. Tränen fließen nicht unnütz. Sie bitten um Hilfe und lassen uns helfen. Und sie zeigen, dass in uns etwas im wörtlichen Sinne »ver-rückt« wird, also einen anderen Platz erhält.

Das Weinen sei »mit Sicherheit ein Begleitprozess, der eine wichtige innere Veränderung signalisiert«, urteilt Ulrich Kropiunigg vom Institut für Medizinische Psychologie der Universität Wien. Die Tränen zeigten, »dass sich etwas verändern will oder bereits verändert hat, das wir entweder nicht sehen, nicht sehen wollen oder nicht einsehen wollen.« Durch Weinen werde vieles erst verständlich, was unter dem Druck, alles stets nur mit Vernunft anzugehen, verdrängt geblieben ist.[112] Das Verteufeln der Tränen hat den Psychotherapeuten viel zu viele Kunden beschert. Und das ist nun wirklich zum Heulen.

Von strahlenden und brechenden Augen

Alles Leben ist aus dem Antlitz eines Verstorbenen verschwunden. Matt und leer liegen die Augen in ihren Höhlen. Man kennt dieses Bild aus Filmen und von Gemälden. »Die stumpfen Augen kommen daher, dass bei Toten die Hornhaut trübe wird«, erklärt Hedwig Josefine Kaiser das irritierende Phänomen.

Solange der Mensch nämlich lebt, muss die selbst gefäßlose Hornhaut fortwährend Nährstoffe erhalten, vor allem Sauerstoff und Traubenzucker. Das geschieht von außen über die Tränenflüssigkeit, von innen großenteils über das Kammerwasser, das den Raum zwischen Hornhaut, Pupille und Linse ausfüllt.

Die Nährstoffe wandern passiv durch Diffusion (also entlang eines Konzentrationsgefälles) in die Hornhaut und werden dort verwertet; die Endprodukte des Stoffwechsels – darunter Wasser, Kohlendioxid und Milchsäure – müssen wieder aus der Hornhaut verschwinden, damit sie dort keinen Schaden anrichten.

Genau das passiert bei just Verstorbenen, aber auch bei Menschen mit bestimmten Hornhautleiden. Wird die Hornhaut nämlich nicht mehr entwässert, quillt sie auf, wird undurchsichtig und verliert ihre Klarheit. Dann können die Augen nicht mehr glänzen und sehen seltsam tot aus.

Liebäugeln wir hingegen mit einem Menschen und fühlen uns prächtig, dann leuchten unsere Augen. Das könnten sie nicht, wären sie zu trocken – ein Übel, das viele Menschen den Arzt aufsuchen lässt. Der Augendoktor diagnostiziert dann in der Regel eine »Keratoconjunctivitis sicca«, das zu »trockene Auge«. Ein Bündel von Ursachen kommt hierfür infrage, darunter die um sich greifende stundenlange Arbeit und Freizeit am Rechner, aber auch Allergien, hormonelle Umstellungen im alternden Körper, Nebenwirkungen von Arzneien und manches mehr.

Da die Tränendrüse sowohl mit aktivierenden (sympathischen) als auch beruhigenden (parasympathischen) Leitungsbahnen des vegetativen Nervensystems verbunden ist, können diverse Gefühle Tränen fließen oder versiegen lassen. Eine Fragebogen-Studie des Augenmediziners Carl Erb, heute Chefarzt der Berliner Schlosspark-Augenklinik, sowie mehrerer Kollegen konnte zeigen, dass Menschen mit trockenen Augen überdurchschnittlich oft emotional instabil und überlastet sind und somit das Risiko in sich tragen, depressiv zu werden.[113]

Am Beispiel einer 45-Jährigen zeigen die Augenärzte Kaiser, Erb und Flammer, wie Kummer und Sorgen Augen scheinbar brechen lassen: Die bei einer größeren Versicherung tätige Betriebswirtin hat wegen ihres Engagements bei der Arbeit

Probleme mit Kollegen, auch weil sie mit ihrem Vorgesetzten privat verbunden ist. Sie steht unter großem beruflichen Druck. Sie spürt, dass ihre beiden Augen zu brennen und zu jucken beginnen, was sich anfühlt, als befänden sich Fremdkörper darin.

Erst als die Beschwerden nach Monaten unerträglich werden und die Frau sich zusätzlich sehr erschöpft fühlt, fragt sie einen Arzt um Rat. Im Gespräch mit ihm spürt sie, dass sie über ihre persönlichen Probleme nie mit jemandem hat reden wollen, da sie »keine Vertrauensperson habe und mit ihren Eltern nicht über solche Themen sprechen könne«.[114] Ein am Auge eingesetztes Medikament, autogenes Training, ein neuer Job sowie eine frische Liebe verhelfen der Patientin schließlich wieder zu einem angenehmeren Leben mit mehr Leichtigkeit. Ein halbes Jahr nach Beginn der Therapie sind die Beschwerden deutlich gelindert und – so darf vermutet werden – glänzen auch die Augen wieder öfter.

Dass sie bei Freude angeblich auch strahlen, dürfte hingegen weniger mit ihnen selbst zu tun haben. »Strahlende Augen sind immer mit einem Lächeln verbunden«, sagt Kaiser. »Zudem sieht der Betrachter des vor Freude Strahlenden dann am Lidwinkel typische kleine Fältchen, die am Strahlen ihren Anteil haben.« Nicht umsonst spricht man ja auch von einem strahlenden Gesicht. Alles wirkt hier zusammen – und muss zusammenpassen, damit die Miene glaubhaft aussieht und nicht zur Fratze verkommt wie bei jenen bedauernswerten Menschen, die sich ihr alterndes Gesicht haben richten lassen. Nicht jedes Liften wirkt halt erhebend.

Auf dass euch Hören und Sehen vergehen

Nein, es soll hier nicht um Taubblinde gehen – jene EU-weit schätzungsweise etwa 150.000 Menschen, bei denen Seh- und Hörsinn gleichzeitig, wenn auch oft unterschiedlich stark gemindert oder gar nicht mehr vorhanden sind. Auch ihnen ist Hören und Sehen entweder ganz oder teilweise vergangen, oder sie besaßen beide oder eine der Fähigkeiten schon von Geburt an nicht. Wie man sich leicht vorstellen kann, sind Taubblinde besonders arg behinderte Menschen, denn »da beide Fernsinne geschädigt sind, können die Ausfälle des einen Sinnes nicht oder nur mangelhaft durch den jeweils anderen Sinn kompensiert werden«, heißt es beim Deutschen Taubblindenwerk.[115] Deshalb träten schon »bei relativ geringen Einzelschädigungen schwere Beeinträchtigungen der Gesamtentwicklung auf«.

Droht jemand einem anderen Menschen, es werde diesem bald Hören und Sehen vergehen, ist etwas anderes gemeint: Der Bedrohte soll sich nämlich fürchten – Bangemachen gilt hier sehr wohl. Und tatsächlich kann die auflodernde Angst den Sehsinn beeinträchtigen. Das Auge könne nämlich »durch stressbedingte Durchblutungsstörungen geschädigt werden«, bestätigt Hedwig Josefine Kaiser die ihrerseits beängstigenden Folgen erregungsbedingter Gefäßkrämpfe (Vasospasmen).

In einem gemeinsam mit Fachkollegen verfassten Lehrbuch-Aufsatz beschreibt die Spezialistin für die Psychosomatik des Auges den Fall einer Musikerin, die lange Zeit immer wieder von Gefäßkrämpfen im Auge geplagt wurde. Vor jedem ihrer Auftritte ließen bei ihr sogenannte Skotome (Dunkelfelder) das Gesichtsfeld teilweise ausfallen, wobei dieses Phänomen regelmäßig nach dem öffentlichen Musizieren wieder verschwand. Patienten wie sie sehen an der betreffenden Stelle verschwommen oder gar nichts mehr, als hätten sie dort einen blinden Fleck. Vorbeugend verabreichte gefäßerweiternde Medikamente konnten bei der Frau das beklemmende Stresssymptom schließlich verhindern.

Kaiser und ihre Mitautoren berichten von zwei weiteren Patienten, denen innere Anspannung stellenweise das Sehen vergehen ließ: erstens von einem Geschäftsmann, dessen Gesichtsfeld sich beim Autofahren fortschreitend verdunkelte, nachdem er zuvor von schlecht verlaufenden Geschäften erfahren hatte; und zweitens von einem dauergestressten Börsenmakler, dessen rechtes Auge nach einer akuten Stress-Attacke plötzlich an Sehkraft verlor.[116]

Wenn Tröten Nerven töten

Die Vuvuzela schnöde als südafrikanisches Blasinstrument zu bezeichnen, würde ihrer Durchschlagskraft nicht annähernd gerecht. Die nervige Tröte hat es während der Fußball-WM 2010 zu zweifelhafter Berühmtheit gebracht und Millionen Fußball-Fans mit Klängen torpediert, wie sie allenfalls noch eine ausgeleierte Kreissäge hervorbringen könnte. Mit einem Wort: Diese Landplage war absolut nervtötend. Natürlich nur im übertragenen Sinne, denn der brummige Dauerkrach von den Rängen bedrängte allenfalls das Trommelfell, nicht jedoch den Hörnerv.

Doch es gibt Krankheiten, die Nerven wirklich den Garaus machen – zum Beispiel ein Hirnschlag. »Beim Schlaganfall werden die Nerven von der Versorgung mit Sauer- und Nährstoffen abgeschnitten und dann von Makrophagen, den Fresszellen des Immunsystems, aufgelöst, sodass am Ende nur noch Reste des Bindegewebes zurückbleiben«, erklärt der Neuropathologe Walter Schulz-Schaeffer von der Universität Göttingen den Vorgang. Bei Alzheimer, Parkinson und allgemeiner Demenz verhält es sich entgegen früherer Lehrmeinung anders – das hat der Leiter des Universitäts-Schwerpunktes Prion- und Demenzforschung 2007 zusammen mit Kollegen herausgefunden und darüber im renommierten Fachmagazin »Journal of Neuroscience« berichtet. Bei den genannten Krankheiten stehe der Funktionsverlust der Nerven »klar im Vordergrund des Geschehens; die Nervenfasern sterben nicht einfach ab, sondern verlieren ihre Fähigkeit, miteinander zu kommunizieren«, sagt Schulz-Schaeffer. Für die Betroffenen ist das nur ein kleiner Trost, aber immerhin.

Das dahinter steckende Leiden klingt so bedrohlich, wie es einen von ihm Befallenen ängstigen kann: »nichtentzündliche anteriore ischämische Optikusneuropathie« – landläufig, aber ungenau auch »Augeninfarkt« genannt. Hierbei verschließen sich spontan eine Augenarterie oder davon ausgehende Äste, die den Sehnerv mit sauerstoffreichem Blut versorgen. Bleibt das Gefäß längere Zeit verengt, schädigt der Sauerstoffmangel den Nerv – schlimmstenfalls bis zur Erblindung. Oft bleibt das Sehvermögen der meist über 50-Jährigen, vorwiegend männlichen Betroffenen auf Dauer zumindest etwas verringert. Ein erhöhtes Risiko tragen Bluthochdruck- und Zuckerkranke.

Doch auch Gestressten ohne körperliche oder seelische Auffälligkeiten vergeht bisweilen das Sehen. Wer unter Druck steht oder gehetzt ist, verarbeitet Wahrnehmungen anders als im entspannten Zustand. »Vor allem bündeln oder fokussieren wir unsere Aufmerksamkeit auf andere Dinge«, sagt Kaiser. »Da die Vorderhirnrinde, wo wir unsere bewussten, möglichst umwelt- und sozialverträglichen Entscheidungen treffen, unter Stress sozusagen offline geschaltet worden ist, treffen wir in der Erregung meist Entscheidungen, die mit Blick auf unsere längerfristigen Ziele nicht günstig sind.« Wir handeln dann also buchstäblich kurzsichtig – und zwar auf Kommando des limbischen Systems im Zwischenhirn, einem entwicklungsgeschichtlich älteren Hirnteil.

In ähnlicher Weise kann Angst auch das aktuelle Hörvermögen beeinträchtigen. »Wenn man in eine extreme Situation wie große Furcht gerät, ist man mit seinen Fluchtreflexen oder Vorbereitungen zur Verteidigung so beschäftigt, dass man auf andere Geräusche aus der Umgebung gar nicht mehr achtet«, erläutert der HNO-Mediziner Roland Laszig die Folgen. Das gelte jedoch nicht für den Fall, dass es just aufs Hören ankommt – dann nämlich, wenn es gerade merkwürdige Geräusche sind, die einen hellhörig machen, zum Beispiel ein Krachen oder Rumpeln nachts im Haus. Dann sind wir darauf angewiesen, aufmerksam hinzuhören und den Lärm richtig zu deuten.

Die Natur hat es schon sinnvoll eingerichtet, dass wir uns Eindrücken voll und ganz widmen müssen, um sie optimal wahrzunehmen. Wollten wir alles an möglichen Sinnesreizen in uns aufnehmen, was unsere Umwelt zu bieten hat, wäre das Hirn rasch überfordert. »Wir können uns nun mal nicht auf alles konzentrieren, weshalb ja auch Multitasking, also das gleichzeitige Erledigen mehrerer Aufgaben, in die Hose geht«, sagt Laszig.

Hören erfordert also Hinhören, wie Mütter und Väter wissen: Wenn ihre fernsehenden Kinder auch nach dreifacher Bitte noch nicht zum Abendbrot am Esstisch erschienen sind, fordern sie die sinnlich Abwesenden dazu auf, gefälligst »die Ohren auf Empfang zu stellen«.

Du willst das bloß nicht hören

Der Witz ist keiner zum Schenkelklopfen, eher einer der leisen Art, und er geht so: Kommt ein alter Mann zum Ohrenarzt und berichtet, seine Frau habe ihn geschickt, weil sie sich seit Langem darüber ärgert, wie schlecht er höre. Woran die Frau das denn festmache, will der Arzt wissen. »Sie behauptet, dass sie mir immer alles dreimal sagen muss, bevor ich reagiere«, entgegnet der Patient. Da fragt der Mediziner schmunzelnd: »Sagen Sie mal, wie lange sind Sie beide jetzt eigentlich verheiratet miteinander?«

Es gibt nun mal Menschen, für die wir stets *offene Ohren* haben und solche, bei denen wir uns *einfach taub stellen*. Leider gehören langjährige Ehepartner oder Bürokollegen mit ihren tausendmal gehörten Fragen, Witzeleien und Bemerkungen nicht selten zur zweiten Gruppe – ein weiteres Beispiel dafür, wie wir uns mit Ungemach arrangieren können, indem wir den Auslöser davon kurzerhand verdrängen. Ein Fall für den Ohrenarzt ist das nicht.

»Wir können selektiv hören, beim Hören also abschalten

und im wahrsten Sinne des Wortes zumachen – aber umgekehrt auch ganz Ohr für jemanden sein«, sagt Roland Laszig.
Das ist so, weil wir uns in solchen Fällen auf andere Dinge konzentrieren wollen oder müssen. »Dass wir zum Beispiel Schuhe
tragen, nehmen wir erst wahr, wenn uns jemand danach fragt
oder wenn die Schuhe plötzlich drücken – ansonsten blenden
wir diese Sinneswahrnehmung aus den Füßen aus, weil sie
nicht wichtig ist«, erklärt der erfahrene Mediziner die selektive
Schwerhörigkeit – um sie mal so zu nennen.

Diesen Umstand nutzen Ohrenärzte beispielsweise bei
Patienten, die unter Tinnitus leiden, also pausenlosen Störge-
räuschen im Ohr: »Wir bringen ihnen bei, sich abzulenken,
indem sie sich in eine Art Trance versetzen, etwa durch Selbst-
hypnose«, berichtet Laszig. Öfter mal weghören kann also
wohltuend sein.

Dieser Typ stinkt mir gewaltig

Etwa 20 bis 30 Millionen Geruchssinneszellen sitzen in der
Riechschleimhaut unserer Nase – kein Grund, besonders stolz
zu sein, denn bei einem ausgewachsenen Schäferhund sind es
etwa 225 Millionen, also zehnmal so viele. Doch auch der Geruchssinn des Menschen ist empfindlich genug, um über die
Riechzellen belästigt werden zu können. Und deshalb kann uns
nicht nur etwas, sondern auch jemand *furchtbar stinken*, obwohl andere ihn ausgesprochen *gut riechen können*.

»Man erlebt ja im Alltag ganz oft, dass Leute miefen oder
müffeln, wobei man selbst der einzige zu sein scheint, der es
wahrnimmt – und dann rückt man eben ab von der betreffenden Person«, sagt Thomas Hummel, der als Facharzt für Phar-
makologie und Toxikologie an der HNO-Klinik und -Polikli-
nik der Technischen Universität Dresden den Arbeitsbereich
»Riechen und Schmecken« leitet. Ein bestimmter Schweißgeruch werde »also nicht von jedem als besonders abstoßend

erlebt, sondern von manchen Menschen kaum wahrgenommen«.

Hier geht es – wenn man denn so will – um eine reine Geschmacksfrage, nicht etwa um seelische oder charakterliche Eigenschaften des auffällig Riechenden, die über den Geruch vermittelt würden. Denn Ekel – oder genauer: das Ekelhafte – wird großenteils erlernt, der Mensch also durch Beobachten seiner Eltern und anderer Menschen sozusagen darauf geprägt, was lokal als widerwärtig gilt. Deshalb rümpft hierzulande jemand schon die Nase, der einen Schweißfleck nur sieht. Und ein handelsübliches Deo darf allen Ernstes »Lebensqualität ohne Schweiß« verheißen – als könnten wir Menschen überleben, ohne zu schwitzen.

Besonders interessant ist das Geruchsgedächtnis. Mit seiner Hilfe können wir üble, aber zum Glück auch angenehme Gerüche speichern, sodass wir sie bei neuerlicher Wahrnehmung selbst nach Jahrzehnten noch erinnern können. Das kann der Duft von Omas Küche sein, die man nach 15 Jahren erstmals wieder betritt: Obwohl die Großmutter schon seit einem Vierteljahrhundert nicht mehr lebt, reicht ein Atemzug, um wieder zum Kind zu werden und sogar die Stimme der längst Verstorbenen scheinbar zu vernehmen. Oder es kann das Parfum einer vor langer Zeit geliebten oder zumindest begehrten Frau sein, das einem viele Jahre später, an einem völlig andern Ort, wieder um die Nase weht und im Magen ein Gefühl auslöst, das als verstörendes Kreisen von Flugzeugen nur unzulänglich beschrieben wäre.

Das alles ist kein Wunder, sondern Neurobiologie: Denn die Geruchssinneszellen der Nase sind entlang der sogenannten Riechbahn über den Riechkolben, eine Ausstülpung des Gehirns, aufs Innigste mit dem Großhirn verwoben – aber auch mit der Amygdala, dem Mandelkern im Zwischenhirn, der die Geruchsreize mit abgespeicherten Gefühlen verbindet.

Dahinter steckt die sogenannte »Hebb'sche Lernregel«, die auf den wegweisenden Psychobiologen Donald Olding Hebb

(1904 – 1985) zurückgeht. Der Kanadier fand heraus, »dass Nervenzellen, die häufig gleichzeitig feuern, also zur selben Zeit aktiv sind, sich miteinander verknüpfen«, erklärt der Neurobiologe Gerald Hüther die zentrale Erkenntnis Hebbs. Oder in dessen Worten: »What fires together, wires together« – was zusammen feuert, verdrahtet sich.

Hat man also – um beim obigen Bild zu bleiben – in der Küche der Großmutter die dort wabernden Gerüche wiederholt eingesogen, dann werden nicht nur diese Düfte, sondern auch andere seinerzeit parallel gesammelten Sinneseindrücke beim Wiedererkennen des vertrauten Geruchs alle miteinander reaktiviert. Dann hat man die Oma zusätzlich wieder vor Augen, hört ihre Stimme und nimmt vielleicht sogar unwillkürlich die gleiche Körperhaltung ein wie damals, wenn man als Zehnjähriger vor ihr stand.

Unglückseligerweise gilt die Hebb'sche Lernregel auch bei negativen Erfahrungen: »Wenn eine Frau durch eine Vergewaltigung traumatisiert ist und soll nun im Yoga-Kurs bei einer Übung auch wieder die Beine spreizen, kann schon das bei ihr eine Retraumatisierung auslösen«, fügt Hüther hinzu. Dann drohen die schon erwähnten »Flashbacks« – blitzartige Rückfälle in das Geschehen von damals. Nur fühlen sich diese Hirnschauspiele leider so an, als ereigne sich das Schreckliche in der Gegenwart zum ersten Mal.

Wenn uns also jemand stinkt, dann schlägt uns womöglich gar nicht sein Geruch in die Flucht, sondern unser Hirn hat gelernt, seine speziellen Gerüche zum Beispiel mit einigen seiner Verhaltens- oder Ausdruckweisen zu kombinieren, die uns arg missfallen. Daran kann dann auch das teuerste Deo nichts ändern – dufte es, wie es wolle.

Ich hab' jetzt wirklich die Nase voll

Wer kennt das nicht: Man geigt seinem Gegenüber mal ordentlich die Meinung, worauf dieser ziemlich *verschnupft* reagiert. So sehr sich jeder Mensch freut, wenn er es schafft, andere mit freimütig geäußerten Gedanken anzustecken: Mit Schnupfenviren möchte man eigentlich niemanden infizieren. Doch wieso können Worte oder Taten bewirken, dass ein Mitmensch irgendwann die Nase so richtig voll von uns hat?

Ein verstopftes Riechorgan ist überaus lästig. »Man kann nicht mehr normal sprechen und schlucken«, sagt der Dresdener Geruchsexperte Thomas Hummel. Insofern deute die Redensart über die volle Nase einfach auf einen Zustand hin, »der das Leben unangenehm macht«. Doch ob wir leichter verschnupfen, wenn uns etwas Seelisches plagt, ist damit noch nicht geklärt.

»Die Nase ist am psychischen Geschehen des Menschen auf vielfältige Weise beteiligt«, urteilt der Baseler HNO-Mediziner Joseph Sopko.[117] Selbst die Form des Riechers verleitet uns dazu, von ihr auf den Charakter des dazugehörenden Menschen zu schließen. Das wird schon an der misstrauischen Aussage deutlich, die Nase einer bestimmten Person gefalle uns nicht.

Aus wessen Gesicht gar ein »großer Zinken« hervorragt, der hat nicht einfach nur einen markanten Gesichtserker, welcher an einen Haken oder Zacken erinnert. Vom althochdeutschen Wort »zinko« sind auch die Gaunerzinken abgeleitet, jene aufgemalten oder in Zaunpfosten eingeritzten Geheimzeichen, mit denen sich Einbrecher, Bettler und Landstreicher mancherorts auch heute noch über die Spendierfreudigkeit, Wehrhaftigkeit oder Wachsamkeit potenzieller Opfer verständigen. Und wer seine Spielkarten zinkt, spielt betrügerisch.

Der Zinken im Gesicht erweckt also eher kein Vertrauen. Vielleicht steckt der Betreffende ja seine sonderbar große Nase sogar in alle möglichen Dinge, die ihn nichts angehen. Bei einer niedlichen Stupsnase hingehen droht vermeintlich keine Gefahr. Jedenfalls nutzten die Nationalsozialisten die Wirkung großer, krummer Nasen weidlich aus, indem sie von »Judennasen« nicht nur ständig faselten, sondern diese auf Plakaten oder in filmischen Machwerken wie »Der ewige Jude« gezielt volksverhetzend einsetzten.

In der Umgangsprache gibt es seltsam viele, auch seelisch relevante Redensarten rund um das Riechorgan. Wir *führen* (angeblich einfältige) Menschen *an der Nase herum* oder *tanzen* auf selbiger, wir haben gegenüber Schwächeren *die Nase vorn*, und wenn üble Gerüche uns belästigen, dann *rümpfen wir die Nase* – gelegentlich auch über andere Menschen. Wer als *naseweis* gilt, wirkt schon als Kind altklug – ursprünglich meinte der Ausdruck nur besonders gute Jagdhunde, die mit ihrer Nase leicht Wind vom Wild bekamen und dem Jäger dessen Spur mit ihrer empfindlichen Nase weisen (!) konnten.

Auch wie wir uns fühlen, bleibt nicht ohne Folgen für die Nase – genauer: für ihre Luftdurchgängigkeit. Sind wir aufgewühlt oder kämpferisch, verengt die erregungsleitende (sympathische) Seite des vegetativen Nervensystems die Blutgefäße in der Nase, sodass der freie Nasenraum vergrößert wird – wodurch wir besser Luft bekommen und mithin mehr verbrennbarer Sauerstoff in die Lunge gelangen kann. Können wir uns schließlich entspannen, dehnen sich die Blutgefäße wieder.

Dass die Nase sozusagen ein Seelchen ist, wird besonders klar bei einem Leiden, das Hals-Nasen-Ohren-Ärzte als »Hyperreflektorische/Vasomotorische Rhinopathie« bezeichnen. Auf bestimmte Reize hin, auch psychische, schwellen bei Betroffenen immer wieder die Nasenschleimhäute an. Auch kann die Nase bei diesem sogenannten (weil zeitlich beschränkten) Stundenschnupfen heftig laufen, und zu allem Überfluss befallen mitunter auch Niesattacken die Geplagten. »Oft genügt der Anblick einer unerwünschten Person, und der Betreffende hat ›die Nase voll‹«, findet Joseph Sopko.

Typisch für eine solche Nasen-Neurose sei die wiederholt

verstopfte Nase und das zwanghafte Schniefen. Offenbar sind sehr sensible, »vegetativ gestörte« Menschen besonders oft von der Schniefnase betroffen, merkt der HNO-Mediziner an und schildert den Fall eines inzwischen Siebzehnjährigen. Sechs Jahre zuvor verunglückte der Betreffende als Beifahrer auf einem Motorrad, erlitt dabei mehrere Verletzungen und war zeitweise bewusstlos. Eine Woche lang musste der damals Elfjährige per Sonde durch die Nase künstlich ernährt werden.

Nachdem der Vater die Familie verlassen hat, lebt der Junge inzwischen alleine mit seiner Mutter. Auf schulischen Stress reagiert der Heranwachsende seit dem Unfall »mit verstopfter Nase, Nasenfluss und Schniefen«. Die Nasenmuscheln erscheinen bei ihm »geschwollen, aber blass und mit wässrigem Sekret gefüllt« – Sopko zufolge ein »Pendant zu kalten, nassen Händen bei Stress«.

Erst Nasenspülungen mit kaltem und warmen Wasser – eine Art Abhärtung der Schleimhaut – sowie Gespräche über die Verbindung zwischen Unfallstress von damals und Schulstress von heute haben die Beschwerden deutlich lindern können. Der junge Mann hat nun deutlich seltener die Nase voll – und den Kopf wieder frei für andere Dinge.

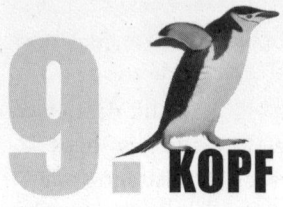

9. KOPF von Sturen und Kopflosen

Es ist, also wolle der Kopf beim Sprechen immer wieder auch mal von sich selbst reden: Etliche Ausdrücke der deutschen Sprache drehen sich um unser Haupt – ohne sie deshalb schon *kopflastig* zu machen.

Für *verkopfte* Zeitgenossen, die sich weder auf ihren Bauch noch auf ihr Herz verlassen möchten, muss *Kopflosigkeit* etwas Schlimmes sein – nicht weniger nämlich als die schlimmstmögliche Amputation. *Kopfmenschen zermartern* oder *verrenken* sich das Hirn und *zerbrechen* sich den Kopf, bis die Rübe *raucht* oder *platzt* – klare Zeichen der Überanstrengung, ganz so, als würden stark beanspruchte Nerven wie Kabelstränge durchbrennen oder Brandgase mit Macht entweichen wollen. Wer sich derart abmüht, weiß vor lauter Stress nicht mehr, *wo ihm der Kopf steht. Dickschädel*, die sich etwas *in den Kopf gesetzt* haben, wollen mit diesem am liebsten durch die Wand – wozu ein schützendes *Brett vorm Kopf* recht dienlich wäre. Ein solches wird gerne von offenbar hirnlosen *Hohlköpfen* getragen.

Gelingt es Menschen, anderen den *Kopf zu verdrehen*, dann wird den Überwältigten auf angenehme Weise schwindlig. Wer dulden muss, dass andere ihm auf der Nase herumtanzen, wird bald feststellen, dass ständig *über seinen Kopf hinweg* entschieden wird. Der Vorschlag: »*Mach dir doch keinen Kopf deswegen!*«, wird dann kaum trösten, ebenso wenig die Aufmunterung »*Kopf hoch!*« an die Adresse Niedergeschlagener, die sich und den *Kopf hängen lassen*. Derlei Ratschläge können Leidgeplagte verständlicherweise *oft im Kopf nicht aushalten*.

Bitte nicht den Kopf verlieren

Jeder und jede kennt das: Plötzlich fällt uns auf, dass es ja schon 20.30 Uhr ist und wir den letzten Intercity des Tages zu verpassen drohen – und schon geht es los: Wo ist der Koffer? Wo der Hausschlüssel? Und ist der Terminkalender jetzt wirklich im Koffer, oder haben wir ihn noch gar nicht eingepackt? Und ausgerechnet in diesem Moment ruft auch noch die Chefin auf dem Handy an. Jetzt ist es schwer, einen *klaren Kopf zu behalten* und selbigen nicht zu verlieren – obwohl fest angewachsen, wie er natürlich ist. Am besten ganz ruhig der Reihe nach – aber wo bloß fängt man mit dem Überlegen an?

Dass unser ansonsten sehr leistungsfähiges Hirn in solchen Momenten in heller Aufregung ist, liegt an einem Cocktail von Erregungshormonen, der im Blutstrom durch unser Adernetz saust. Psychologen der Ruhr-Universität Bochum – und nicht nur sie – konnten in Studien mit Erwachsenen mehrfach zeigen, »dass Stress den Gedächtnisabruf verschlechtert«, sagt der Bochumer Kognitionspsychologe Oliver T. Wolf. Hingegen werde koordiniertes Denken heruntergefahren und überlegtes, planvolles Handeln beeinträchtigt. Wolf zufolge kann diese kurzfristige, mentale Behinderung Ausdrücke wie *kopflos* oder den *Kopf verlieren* erklären. Oft sind wir dabei in großer Eile und *verschwitzen* einen Arzttermin oder den 10. Hochzeitstag – wenn auch nicht wegen des Schweißes, der in Strömen übers Gesicht rinnt, sondern wegen der schweißtreibenden und konfusen Hetze, in der wir nicht mehr alle Sinne beisammen haben.

Unter Druck gerät vor allem das Frontalhirn in eine solche Unruhe, dass es Handlungen nicht mehr richtig steuern kann. »Dabei ist das Frontalhirn genau der Bereich, wo die komplexesten Handlungsstrategien zum Lösen von Problemen entwickelt werden«, sagt der Neurobiologe Gerald Hüther. Doch mit Chaos im Kopf gelingt das nicht. Eine wohlüberlegte Suche nach dem verlegten Schlüssel oder die optimale Planung des kürzesten Weges zum Bahnhof scheitern dann leicht.

Gerade das Unterfangen, einen bisher nie genutzten, jedoch abends besonders schnellen Weg einzuschlagen, würde eine Kreativität erfordern, zu der ein übererregtes Gehirn gar nicht imstande ist. Möglich ist gerade noch, der vertrauten, aber Zeit raubenden Route zu folgen, denn das quasi chaotische Hirn ist gezwungen, »auf einfache Bewältigungsstrategien zurückzugreifen, manchmal auf ganz primitive«, sagt der Hirnforscher und meint damit Lösungswege, die im Hirn schon während der frühen Kindheit gebahnt worden oder sogar genetisch programmiert sind. Kopfloses Handeln ist also genau genommen vorderhirnloses Agieren – in Hüthers Worten ein Vorgehen »ohne den bewussten Teil des Gehirns«.

Du bist doch nicht auf den Kopf gefallen

Das Leben Gary Colemans (1968 – 2010) war von Anfang an kein leichtes: Wegen eines angeborenen entzündlichen Nierenleidens (vermutlich Glomerulonephritis) musste der farbige US-Amerikaner zeitlebens immer wieder das Krankenhaus aufsuchen – und kleinwüchsig blieb er deshalb obendrein. Das hinderte ihn nicht daran, schon als Kind vor der Filmkamera zu stehen und durch sein Mitwirken an Serien wie »The Jeffersons« und »Diff'rent Strokes« das zu werden, was manche Leute einen Kinderstar nennen.

Bei der Wahl zum nächsten kalifornischen Gouverneur trat der nur 1,46 Meter kleine Mann 2003 sogar gegen Arnold Schwarzenegger an – vergebens, aber mit einem Achtungserfolg. Knapp sieben Jahre später, am 26. Mai 2010, stürzte Coleman in seinem Haus in Santaquin (Utah) und fiel auf den Kopf. Zwei Tage später erlag er auf der Intensivstation einer Hirnblutung.

Wenn es von jemandem heißt, er sei *nicht auf den Kopf gefallen*, dann ist das ein merkwürdiges Lob. Denn so ein Sturz kann das Hirn schwer schädigen – auch dann, wenn der Schädel nicht bricht. Durch den Aufschlag können schlimmstenfalls die innen auf dem Schädelknochen liegenden Hirnarterien reißen, sodass austretendes Blut die Hirnmasse quetscht und Nerven absterben lässt – was nicht selten eine Weile unbemerkt bleibt. Zum Glück kann das bis ins hohe Alter plastische, lernfähige Hirn in vielen Fällen ausgefallene Funktionen mehr oder minder ersetzen, aber eben nicht immer.

Auf den Kopf zu fallen, kann bereits Gelerntes also unwiederbringlich verschwinden lassen. Nur insofern wird der Gestürzte dumm – und bleibt der nicht auf den Kopf Gefallene so helle im Oberstübchen, dass man ihm das ausgebliebene Unheil mit lobenden Worten auf seltsame Weise bescheinigt. Alkoholiker tragen übrigens ein besonderes Sturzrisiko, nicht nur weil sie öfter stürzen. Ihr durch den Alkohol verdünntes Blut gerinnt auch langsamer als bei Nüchternen, sodass im Hirn mehr davon aus verletzten Gefäßen fließen kann.

Das macht mir wirklich Kopfzerbrechen

Wenn jemand seinen Geist derart anstrengt, dass der Kopf schmerzt, kann es sich anfühlen, als berste im nächsten Moment der Schädel. Es bleibt zum Glück beim Gefühl; echtes Kopfzerbrechen droht dem Nachdenklichen nicht.

Womöglich passt aber auch Gerald Hüthers spontaner Einfall mit Blick auf die Begrifflichkeiten viel besser: Dem Bild des Zerbrechens könne nämlich auch die Annahme zugrunde liegen, »man müsse auf das Hirn nur ordentlich draufdrücken oder es sogar ausquetschen, um ihm einen passenden Gedanken zu entlocken«, sagt der Hirn-Experte. Der Vorgang gliche dann dem Knacken einer Nussschale, um an den nahrhaften Samen zu gelangen.

Erhellend ist an dieser Stelle ein Blick darauf, wie die Internationale Gesellschaft zum Studium des Schmerzes (»International Association for the Study of Pain«) diesen definiert

– nämlich als »unangenehmes Sinnes- oder Gefühlserlebnis, das mit tatsächlicher oder potenzieller Gewebeschädigung einhergeht oder in Begriffen einer solchen Gewebeschädigung beschrieben wird«.

Genau so ein Begriff sei Kopfzerbrechen, meint Hartmut Göbel, Chefarzt der Schmerzklinik Kiel. »Beschädigt man den Kopf, zum Beispiel durch einen Unfall, und zieht sich einen Schädelbruch zu, schmerzt das sehr« – und womöglich auf Dauer. »Auch intensives Nachdenken bei Sorgen, psychosozialer Stress, Ängste, Schlafmangel und so weiter können Kopfschmerzen auslösen«, fügt der Neurologe und Psychotherapeut hinzu. Nicht nur könnten diese Auslöser die Muskeln von Schultern, Nacken und Kopf schmerzhaft verspannen lassen. Der Muskelstress erschöpfe irgendwann auch die körpereigene Schmerzabwehr. Versucht der Betreffende dann, sein drängendes Problem verbissen und hartnäckig zu lösen, mündet das leicht in Migräne oder Kopfschmerz vom Spannungstyp.

Während der weit verbreitete Spannungskopfschmerz sich anfühlt, als klemme der Schädel in einem noch unentschlossenen Nussknacker, wird bei der Migräne »jeder Pulsschlag zu einem hämmernden Schmerz, der wie ein Presslufthammer zum Kopfzerbrechen von innen an den Schädel klopft«, schildert Göbel die Tortur. So etwas hält man wirklich im Kopf nicht aus.

Noch grober als das Kopfzerbrechen klingt die Vorstellung, sich das Hirn zu zermartern. Die Briten benutzen dafür den Ausdruck »to rack one's brain«, foltern oder quälen ihr Hirn also. Würde man den Begriff des Marterns wörtlich nehmen, ergäbe sich ein neuer Sinn: Die christlichen Märtyrer galten als »Blutzeugen« ihres Glaubens – eine Bezeichnung, die auch die gänzlich unseligen Nationalsozialisten für jene Anhänger ihrer Bewegung einsetzten, die im November 1923 beim Hitler-Ludendorff-Putsch in München starben.

Ein zermartertes Hirn wäre hiernach ein blutendes – zum Beispiel durch ein geplatztes Aneurysma. Diese sack- oder spindelförmige Ausstülpung einer Schlagader kann die Folge einer von Geburt an vorliegenden Gefäßschwachstelle sein, die bereits durch Bluthochdruck einreißen kann, oft aber erst einmal durch Arteriosklerose (»Verkalkung«) ausbeult und später zu bersten droht.

Elender Sturkopf

Starrsinn ist das Gegenteil geistiger Geschmeidigkeit. Unflexibel reagiert der Starrsinnige auf Herausforderungen, weil er »das halt immer schon so getan hat«. Der unselige Begriff »Altersstarrsinn« legt obendrein nahe, alte Menschen blieben mehr oder minder zwangsläufig stets auf demselben Gleis und müssten uneinsichtig bis zum Schluss auf verstaubten Meinungen und Lösungswegen beharren. Dabei ist ein notorischer alter Kauz womöglich nur traurig und resigniert und hat mit seinen Mitmenschen abgeschlossen.

Zudem hat die Hirnforschung längst zeigen können, wie formbar und lernfähig selbst betagte Hirne noch sein können – umso mehr natürlich, wenn sie durch geistige Anregungen zeitlebens auf Trab gehalten worden sind. Und das ist insofern keine zufällig gewählte Metapher, als gerade das Wandern auf unebenen Wegen in abwechslungsreicher, buchstäblich reizvoller Landschaft das Hirn fordert, ohne es zu überfordern, und somit fit hält.

Über Stock und Stein zu gehen, trainiert das Oberstübchen, weil dabei viele Sinne zusammenwirken: Wir hören die Feldlerche trillern, die Fußsohle betastet vorsichtig das glitschige Schiefergestein, das Auge sucht beim Abstieg schon nach dem nächsten Halt, und die Nase meldet den Duft von Knoblauchsrauke oder Steinpilzen. Vielleicht ist es ja kein Zufall, dass wir auch unsere Gedanken so gerne auf Wanderschaft gehen lassen.

Gerald Hüther vermutet hinter dem Starrsinn eine »eingefahrene, im Frontalhirn verankerte« Einstellung. Denn »Erfahrungen, die man immer wieder im gleichen Kontext, unter gleichen Bedingungen macht, werden zu einer Haltung – dass kann Gier sein, Dankbarkeit, Zwanghaftigkeit, Engstirnigkeit oder eben Starrsinn«, zählt der Neurobiologe einige Varianten auf. »Man hat eine feste Vorstellung, eine fixe Idee sozusagen, wie etwas zu sein hat, und lässt daneben nichts anderes zu.« Solche Haltungen seien »nicht leicht zu ändern, weil sie über Erfahrungen zustande gekommen sind« – also nicht nur über Einsicht, sondern auch über Emotionen. »Deshalb kann man weder auf Kommando starrsinnig sein, noch vom Starrsinn lassen«, sagt Hüther. »Der Betreffende bräuchte die Chance, neue Erfahrungen zu machen.« Doch davor hätten viele Menschen Angst. Und gerade sie kann sehr stur machen.

Du bist vielleicht ein Dickkopf

Ein geistig unbeweglicher Mensch wird landläufig Dickschädel genannt – freilich ohne dass dies äußerlich in Form eines angeschwollenen Hauptes sichtbar wäre. Gemeint ist eher die Dicke des Knochens in Millimetern (üblicherweise 6 bis 8) als Maß dafür, wie schwer sich selbst das bestechendste Argument tut, den Schädel zu durchdringen. Doch immerhin einen Vorteil hat ein dickwandiger Kopf: Notfalls lässt er sich prima als Rammbock einsetzen.

Niemand demonstrierte das so eindrucksvoll wie der frühere französische Nationalkicker Zinédine Zidane im WM-Endspiel 2006 an seinem Gegner Marco Materazzi, nachdem der Italiener die Schwester des dreimaligen Weltfußballers wüst beleidigt hatte. Auf den Kopf als Waffe im Zweikampf verweist auch der Ausspruch, jemand habe den Mut, einem Vorgesetzten oder kräftigen Gegner *die Stirn zu bieten*, sich mithin tapfer zur Wehr zu setzen.

Auch ein großer Schädel scheint eine gute Seite zu haben, falls man einer neueren Studie Glauben schenken mag. Großköpfige Patienten mit Alzheimer-Demenz (AD) verfügen danach im Vergleich zu Leidensgenossen mit kleinerem Schädel über ein besseres Gedächtnis. Das zumindest will ein Wissenschaftler-Team um den Münchner Psychiater Robert Perneczky bei Tests an 270 Menschen mit AD herausgefunden haben. Konkret konnten die Forscher pro Zentimeter zusätzlichen Kopfumfangs eine um sechs Prozent höhere Denk- und Erinnerungsleistung feststellen. Und das liege schlicht an den größeren Hirn-Reserven der Patienten mit umfangreicherem Schädel.

Die Größenzunahme des Hirnschädels in jungen Jahren werde nämlich »vor allem durch das Wachstum des Gehirns bestimmt«, sagt Perneczky, Oberarzt der Klinik für Psychiatrie und Psychotherapie am Klinikum rechts der Isar in München. Die Korrelation zwischen Schädel und Gehirn sei zwar »nicht perfekt, aber doch recht stark«.

Daraus folgt für ihn: »Eine größere Gehirnmasse kann das Risiko einer Alzheimer-Demenz verringern und zu weniger schweren Symptomen führen.« Denn weil in große Köpfe mehr Hirn hineinpasse, mache ein gleich starker Hirnschwund sich bei Menschen mit größerem Schädel weniger bemerkbar. Damit untermauere das Studienergebnis die »Theorie der Gehirnreserven«, nach welcher das Gehirn auf krankhafte Veränderungen individuell verschieden reagiert.[118]

Bitte kühlen Kopf bewahren

Wenn wir bei Verdacht auf Fieber unsere Temperatur messen, versuchen wir im Grunde, näherungsweise die Körperkern-Temperatur zu ermitteln. Diese schwankt im Tagesverlauf und je nach physischer Anstrengung zwischen etwa 35,8 bis 37,2 Grad Celsius. Damit sie nicht gefährlich steigt, schwitzen wir bei großer Hitze oder schwerer Arbeit dagegen an.

Jenseits von etwa 42 Grad versagt der Kreislauf; oberhalb von circa 42,5 Grad Celsius stirbt der Mensch unweigerlich, weil dann die Proteine (Eiweiße) im Körper quasi gerinnen, also ihren Aufbau unumkehrbar verändern und deshalb ihre Funktion einbüßen – vom Prinzip her ähnlich wie bei einem Spiegelei.

Ein so verstandener Hitzkopf, also einer mit über 42 Grad heißem Hirn, wäre dem Tod geweiht. Freilich bezeichnet der Begriff nur die vermutete Hitze in einem Menschen, dessen Gesicht bei großer Anstrengung oder Wut stark gerötet ist. Einen kühlen Kopf zu bewahren oder notfalls mit Kühlpaketen wiederherzustellen, kann also das Leben retten. Nur übertreiben sollte man es hier nicht: Denn von Natur aus liegt die angemessene Betriebstemperatur des Hirns etwa um ein Grad Celsius über der normalen Kerntemperatur des Körpers.

Nichtsdestotrotz machen sich Mediziner ein künstliches Herunterkühlen des Hirns bei bestimmten Operationen zunutze. Dazu leiten sie zunächst venöses Blut aus dem Körper ab und führen es ihm gekühlt wieder zu. »Erniedrigt man die Temperatur, verlaufen chemische und biochemische Reaktionen langsamer – und damit verringert sich der Sauerstoffverbrauch des Hirns«, schildert der Anästhesist Claus-Martin Muth von der Uni-Klinik Ulm das Wirkprinzip. Mediziner sprechen hier von einer erhöhten Hypoxie-Toleranz – also einer größeren Toleranz gegenüber Sauerstoff-Mangel.

Ein gutes Beispiel für eine solche OP ist der Eingriff an der vom Herzen wegführenden Hauptschlagader. »Dabei darf in manchen Fällen für kurze Zeit gar kein Blut im Körper fließen«, sagt der Oberarzt. Natürlich wird dann auch das Hirn nicht versorgt. »Deshalb wird es vorher auf etwa 17 Grad Celsius heruntergekühlt, sodass man danach etwa eine halbe Stunde Zeit für den Eingriff hat«, erklärt Muth die buchstäblich coole Prozedur, dank derer die Nervenzellen des Hirns keinen Schaden durch Sauerstoffmangel nehmen.

Auch in anderen Fällen kann die rechtzeitige, kontrollierte Hirnkühlung ein Segen sein. Bei Herzinfarkt- oder Schlaganfall-Patienten zum Beispiel fallen Folgeschäden dann deutlich

Bei großer Hitze haben manche von uns das Gefühl, das Hirn werde zu Brei zerkocht und somit zur Matschbirne. Das ist – selbst bei Hitzköpfen – zum Glück eine unbegründete Angst. Zwar fördert große Hitze nicht gerade konzentriertes Arbeiten; das Hirn aber bleibt auch bei 45 Grad im Schatten, wie es ist. Das menschlichste aller Organe sei »ein Zwischending zwischen der weicheren Gelatine und dem festeren Kautschuk«, beschreibt Gerald Hüther die Beschaffenheit und Festigkeit unserer Schaltzentrale – und als Fachmann für das Schädelinnere hat er da so seine Erfahrungen.

Dennoch kann das Hirn seine Konsistenz verändern – zum Beispiel, wenn sich eine Hirnarterie schlagartig verschließt. Mediziner sprechen dann von einem Hirninfarkt, der regelmäßig mit neurologischen Ausfällen einhergeht. »Das nicht mehr mit Blut versorgte Hirnareal stirbt ab und zerfällt«, sagt Robert Perneczky, der am Münchner Klinikum rechts der Isar das neurobiologische Labor leitet. Unter Fachleuten ist die Hirnerweichung als »Enzephalomalazie« bekannt.

Schwammartig verändert sich das Gehirn auch bei der letztlich tödlichen Creutzfeldt-Jakob-Krankheit (CJK), die immer wieder im Zusammenhang mit dem verwandten Rinderwahn (BSE) von sich reden gemacht hat. Sie befällt etwa einen von einer Million Menschen. Hier lagern sich höchstwahrscheinlich Prionen – krankhaft gefaltete Proteine – in Nervenzellen ein und verklumpen dort, was die Funktion der Neuronen schädigt und am Ende den Tod der Zellen erzwingt.

Unter dem biochemischen Diktat der Prionen verformen sich unglücklicherweise auch gesunde Proteine in der Nachbarschaft – insofern sind Prionen infektiös. Ist das Leiden weit fortgeschritten, erscheint das befallene Hirn löchrig wie ein feiner Schwamm. Dieses auch bei BSE auftretende Phänomen hat zum Ausdruck »schwammartige Gehirnkrankheit der Rinder« geführt – auf Schlaudeutsch: »Bovine spongifome Enzephalopathie« (BSE).

189

milder aus.[119] Das Selbe gilt ersten Erfahrungen zufolge für Unfall- oder Gewaltopfer mit einem Schädel-Hirn-Trauma. Bereits Standard – auch schon in Rettungsfahrzeugen – ist die Kühlung bei Menschen, die wegen eines Kreislaufstillstands wiederbelebt werden sollen. »Solche Patienten werden heutzutage gezielt runtergekühlt, während man sie früher warmzuhalten versuchte«, berichtet Muth von einem durchgreifenden Sinneswandel in der Unfallmedizin. Denn sowohl eine heftige Kopfverletzung als auch der Sauerstoffmangel bei stillstehendem Kreislauf lassen Hirnzellen absterben – mit der Folge eines entzündlichen Ödems. Es tritt also wässrige Flüssigkeit aus den Blutgefäßen, was das Hirn lebensgefährlich anschwellen lässt. Das wiederum kann die Adern abquetschen und so die Versorgung des Hirns mit Blut stellenweise blockieren, wodurch weitere Nervenzellen abzusterben drohen. »Kühlt man das Hirn jedoch, wird der Stoffwechsel in den plötzlich unterversorgten Hirnzellen heruntergefahren, und ihr Sauer- und Nährstoffbedarf sinkt«, fügt der Notfall- und Tauchmediziner hinzu.

Entscheidend bei alldem ist: Der künstlich kühle Kopf muss zuerst da sein; erst dann darf der Kreislauf bei einer Operation vorübergehend lahm gelegt werden oder durch einen Unfall ausfallen. Das war zum Glück auch bei jenem kanadischen Grundschulkind der Fall, das »in einen zugefrorenen Fluss eingebrochen war und erst nach über einer Stunde geborgen und wiederbelebt werden konnte«, erinnert sich Muth an einen spektakulären Vorfall aus den 1980er-Jahren. Das Kind überlebte ohne Folgeschäden – und das nach 66 Minuten unter Wasser.

Nach heutigem Kenntnisstand hatte bis dahin (und auch seither) kein Mensch einen derart langen Atemstillstand ohne fremde Hilfe überstanden. Erwachsene hätten hier übrigens deutlich schlechtere Karten, weil sie langsamer auskühlen als die üblicherweise schmächtigeren Kinder.

10. LIEBE wenn andere uns anziehen

Während die Menschen früherer Jahrhunderte den Sitz der Liebe im Herz wähnten, ist die Spurensuche der Wissenschaft heute doch ein gutes Stück vorangekommen. Wir lieben einander letztlich im Hirn, und dass wir dort gleichzeitig nachdenken sollen, macht das Leben von Verliebten nicht einfacher.

Unsere Alltagssprache offenbart, wie heikel der Versuch ist, einen anderen Menschen zu lieben – wobei es manchmal viel schwerer erscheint, zurückgeliebt zu werden, aber das soll hier nicht unser Thema sein. Jedenfalls heißt es, Verliebte nähmen einander *gefangen*, seien wie *besessen* voneinander, *verstrickten* sich in Gefühle und wollten einander *nie mehr loslassen*, was eher nach Festungshaft klingt als nach Leichtigkeit und Wonne. Vielleicht wollen ja deshalb so viele Enttäuschte irgendwann aus ihrer Ehe oder Partnerschaft ausbrechen – wenn auch nur, um sich bald schon selbst in den nächsten Knast einzuliefern.

Doch sei dem, wie es mag: Hier soll es kurz um Mitgefühl gehen und etwas ausführlicher um *Zuneigung* für andere – auch das ja ein körpersprachlicher Ausdruck, der wunderbar zur Kraft der zwischenmenschlichen *Anziehung* passt, als sei da etwas Magnetisches im Spiel, das uns *geneigt* macht, also sanft verbiegt.

Dein Lachen hat mich angesteckt

Mitgefühl kann tödlich enden – zum Beispiel für die weibliche Hauptfigur des Clint-Eastwood-Films »Million Dollar

Baby« (2004), der den kometenhaften Aufstieg einer Boxerin aus ärmlichen Verhältnissen darstellt. Nach einem unglücklichen Sturz im Ring ist die junge Frau querschnittgelähmt ans Bett gefesselt und bittet ihren Trainer, ihr beim Sterben zu helfen. Von Eastwood gespielt, ist dieser längst eine Art Ersatzvater für die Boxerin geworden und erträgt nicht länger ihre flehenden Worte und Gesten: Schwersten Herzens und noch immer mit Zweifeln ringend, entfernt er eines nachts den Beatmungsschlauch und spritzt der jungen Frau eine fünffache Überdosis Adrenalin, woraufhin sie stirbt.

Der Trainer fühlt nicht bloß mit seinem Schützling. Er spürt förmlich in sich selbst die Qualen, die Unerträglichkeit, mit der ein wacher Geist ohne jede Aussicht auf Heilung im Körper-Gefängnis nisten muss. Eine gefühllose Maschine könnte dies nicht, denn ihr mangelt es an dem, was Hirnforscher Spiegelneurone nennen – ein auf verschiedene Hirnregionen verteiltes Netzwerk von Nervenzellen, dank derer wir uns in andere Menschen einfühlen können.

Sie lassen uns gähnen, wenn wir andere vor Müdigkeit den Mund aufreißen sehen. Sie lassen uns mitlachen, sobald andere damit beginnen. Ihretwegen öffnen Eltern, quasi vorbildlich, den Mund, wenn sie ihr Kleinkind mit dem Breilöffel füttern – in der berechtigten Hoffnung, ihr Sprössling werde es ihnen spiegelbildlich nachtun.

Spiegelneurone sind nämlich nicht nur aktiv, wenn ein Mensch selbst handelt, sondern auch dann, wenn er Handlungen bei anderen beobachtet. Um sie in Erregung zu versetzen, reicht es sogar schon zu hören, wie von einer Handlung gesprochen wird. Und selbst etwas zu lesen, zu schmecken oder zu riechen, das zu einer bestimmten Aktion gehört, erzeugt eine entsprechende Resonanz im Hirn.

»Ohne Spiegelneurone gäbe es keine Intuition und keine Empathie«, also keine Einfühlung, urteilt der Freiburger Mediziner und Neurobiologe Joachim Bauer.[120] Dass uns erotische Literatur erregen oder ein Melodram zu Tränen rühren kann, haben wir den mitschwingenden Nervenzellen zu verdanken – ebenso wie die Fähigkeit zu Liebe und Freundschaft.

In Beziehungen mit nahen Menschen greift die Spiegelung viel tiefer. Aus der eher flüchtigen Resonanz mit dem Gegenüber wird Bauer zufolge eine »dynamische innere Abbildung dieses Menschen, komponiert aus seinen lebendigen Eigenschaften: seinen Vorstellungen, Empfindungen, Körpergefühlen und Sehnsüchten«. Über ein solches Abbild einer Bezugsperson zu verfügen, heiße, »so etwas wie einen weiteren Menschen in sich zu haben«, fügt der Psychosomatiker hinzu. Der andere wird Teil von einem selbst. Man spürt instinktiv, was er oder sie denkt, vorhat oder befürchtet. All das überträgt sich, spiegelt sich zwischen den Beteiligten.

Doch Empathie sei »nicht angeboren«, unterstreicht Bauer. Das System der Spiegelnervenzellen reift nur dann aus, »wenn Menschen in der Prägungsphase ihres Lebens hinreichend gute Beziehungserfahrungen machen konnten und wenn spätere Traumatisierungen nicht zu einer psychischen und neurobiologischen Beschädigung dieser Systeme geführt haben«.[121] Einfühlung muss vorgelebt und so gelernt werden – eben: gespiegelt. Gelingt dies nicht, weil Eltern keine Zeit, Lust oder Liebe übrig haben für ihr Kind oder depressiv, oft geistesabwesend und in sich selbst versunken sind, drohen folgenreiche Entwicklungsstörungen. Nicht umsonst kann wenig einen Säugling so ängstigen wie der Blick in ein ausdrucksloses, schweigsames Gesicht.

Sie findet ihn zum Gähnen

Nicht nur Lachen kann anstecken. Unwillkürlich reißen wir den Rachen auf, wenn wir einen anderen Menschen gähnen sehen. Doch worin liegt hier der Sinn? Der Forschungsstand zum Gähnen ist zwar noch immer verbesserungsfähig, doch auch in diesem Fall scheinen die Spiegelneuronen kräftig mitzumischen. Diverse Studien legen nahe, »dass ansteckendes Gähnen besonders häufig bei Menschen auftritt, die sich sehr gut in andere einfühlen können, bei Autisten dagegen kaum«, sagt der Neurologe Friedhelm Hummel, leitender Oberarzt am Universitätsklinikum Hamburg-Eppendorf.[122] Sich vom Gähnen anderer infizieren zu lassen, sei deshalb möglicherweise ein Hinweis auf gutes Einfühlungsvermögen. »Demnach würden uns die Spiegelneuronen helfen, die Absichten anderer Menschen intuitiv nachzuvollziehen.«

Da Gähnen zwar nicht immer, aber meistens ein Zeichen für Müdigkeit ist, könnte das gemeinsame Gähnen ein Taktgeber für den halbwegs gleichzeitigen Aufbruch ins Bett sein. Dies kann allerdings weder den verstärkten Tränenfluss beim Gähnen noch das häufige Gähnen beim Aufstehen am anderen Morgen erklären.

Finden wir einen Artgenossen zum Gähnen, langweilt er uns – und das macht müde oder bringt eine Müdigkeit zum Vorschein, die wir bei reizvollen Gesprächen mit aufreizenden Gesprächspartnern (vor allem verschiedengeschlechtlichen) meisterhaft verbergen können. Im anderen Fall bleibt uns nur ein vernichtender Kommentar: »Uaaachhh!«

Im Brustton der Überzeugung

Starke Worte beeindrucken – eine Binsenweisheit. Doch dass Worte auch Stärke verraten können, dürfte weniger bekannt sein. Auf dieses Ende jedenfalls könnte man eine im Sommer 2010 veröffentlichte Studie von Forschern um den Evolutionspsychologen Aaron Sell von der Universität Kalifornien reduzieren, die den Berliner »Tagesspiegel« zu der schönen Überschrift »Menschen können Muskeln hören« veranlasst hat.[123] Denn beide Geschlechter – also nicht etwa nur Frauen – können die Oberkörper-Kraft eines Mannes häufig bereits anhand seiner Stimme einschätzen.

Sell und seine Kollegen nutzten für ihre Studie ausgiebig das Maßband. Damit ermittelten sie bei amerikanischen und rumänischen Studenten, bolivianischen Indianern und argentinischen Hochland-Bauern zunächst deren Bizeps-Um-

Rätselhafter Sensor

Kann eine Frau einen Mann – im übertragenen Sinne – womöglich besonders *gut riechen,* obwohl sie den ausschlaggebenden Duft gar nicht erschnuppern kann? Noch sind sich die Forscher uneins, ob beim Menschen pheromonähnliche »Liebes-Lockstoffe« – wie andere Düfte auch – von den normalen Riechsinneszellen wahrgenommen werden oder vom sogenannten Vomeronasal-Organ (VO) – genauer: von den beiden vomeronasalen Taschen, winzigen Einbuchtungen in der Nasenscheidewand vieler Wirbeltiere, die sogar Signale unterhalb der Geruchsschwelle registrieren können sollen.

Thomas Hummel, Leiter des Arbeitsbereichs »Riechen und Schmecken« an der medizinischen Hochschule in Dresden, hält die Funktion der etwa 1,5 Zentimeter langen Taschen allerdings für »nicht lückenlos bewiesen«. Er fand sie nur bei zwei Dritteln jener 180 Menschen, in deren Nase er nach dem VO suchte. Nervenverbindungen zum Hirn konnte zumindest Hummel nicht erkennen. Zwar sei der Mensch zweifellos sensibel für sogenannte Sexualduftstoffe, ein VO indes sei dazu »nicht erforderlich«. Säue etwa hielten zur Begattung schon deshalb duldungsstarr inne, weil sie Androstenon, den auslösenden Duftstoff des Ebers, ganz normal riechen können – auch dann, wenn ihr VO künstlich ausgeschaltet worden ist. Beim Menschen kann das ominöse Körperteil laut Hummel als stammesgeschichtlich rückgebildetes Zusatz-Riechorgan verstanden werden. So seien bei Föten im Mutterleib noch Nervenverbindungen zum VO nachzuweisen.

fang. Außerdem maßen sie die Stärke des Händedrucks und die Kraft der Brustmuskeln und zeichneten die Stimmen der männlichen und weiblichen Probanden auf. Später hörten sich kalifornische Studierende die Stimm-Proben an und versuchten auf einer siebenstufigen Skala die Körperkraft, die Größe und das Gewicht der Testteilnehmer einzustufen. Das gleiche probierten sie anhand von Gesichtsfotos.

Das Ergebnis: Beiden Geschlechtern gelang es, die Körperkraft von Männern anhand der Stimmen ungefähr so gut einzuschätzen wie mithilfe der Fotos. Auf die physische Stärke von Frauen hingegen konnten sie auf diese Weise deutlich schlechter schließen.

Die Forscher folgern daraus dreierlei: Erstens ist es für das Überleben von Menschen offenbar von Anfang an hilfreich gewesen, vor allem die Kraft des männlichen Oberkörpers gut einschätzen zu können. Zweitens hat es sich seit jeher als sinnvoll erwiesen, sich von den beim Kampf so wichtigen Arm- und Brustmuskeln eines möglichen Feindes auch akustisch ein treffendes Bild machen zu können – etwa bei Nacht, Nebel oder versperrter Sicht. Und drittens sollte ein überlebenswilliger Mensch dies auch dann schaffen, wenn der bedrohliche Fremde eine andere Sprache nutzt.[124]

Überraschend war aber noch etwas: Ein Mann mit dunkler Stimme wirkt rein akustisch nicht stärker als ein Hochtöner – klar entgegen der Alltagserwartung. »Derzeit wissen wir einfach nicht, welche Merkmale der Stimme auf große oder geringe Körperkraft hindeuten«, räumt Aaron Sell auf Nachfrage ein. Die Klangfarbe ist es offenbar nicht. Denn Männer mit tieferer Stimme seien in Wirklichkeit »keineswegs kräftiger als solche mit höherer«.

Dennoch wirken im Alltagsleben Männer mit sonorer Stimme besonders gewinnend, weil sie damit gut zu überzeugen vermögen. Deutlich wird dies an dem Ausdruck »im Brustton der Überzeugung« – im Original-Wortlaut eigentlich: »im Brustton der tiefsten Überzeugung«. Die Wendung stammt von dem Historiker Heinrich von Treitschke (1834 – 1896), der sie in einem Aufsatz über den deutschen Philosophen Johann Gottlieb Fichte nutzte.

Die Stimmwirkung hat auch Konsequenzen für die Partnerwahl. Ein Mann mit glockenheller Kehle, der auf ein erotisches Abenteuer aus ist, verabredet sich mit der begehrten Frau am besten schriftlich – ein Telefonat könnte ihn nämlich sang- und klanglos aus dem Rennen werfen. Denn vor dem geistigen Auge der angerufenen Frau taucht eher ein schmächtiges Männlein statt eines starken Kerls auf, wenn am anderen Ende der Leitung bloß ein feines Stimmchen säuselt. Und das wird sie an gewissen Tagen unwillig machen, wie Stimmforscher herausgefunden haben wollen.

Ein Forscherteam um den Psychologen David Feinberg, der heute an der McMaster-University im kanadischen Hamilton lehrt, hat in einer 2006 veröffentlichten Studie nämlich nachgewiesen, dass Frauen einen Mann mit dunkler Stimme anziehender finden als einen mit heller.

Generell gilt das ohnehin, aber vor allem trifft es an den besonders empfängnisbereiten Tagen der jeweiligen Frau zu. Der Brustton eines Mannes scheint einer fruchtbaren Frau zu signalisieren, dass der Betreffende über gute Gene verfügt und überdurchschnittlich zeugungsfähig ist. Doch Panik unter Alltagstenören wäre unangebracht: Eine helle Stimme versagt einem Mann keineswegs ein Leben mit Frau – im Gegenteil. Für eine Dauerpartnerschaft ziehen die Damen einen solchen Mann einem Brummbären sogar vor – immerhin.[125]

Zwischen uns stimmt die Chemie

Liebe ist unberechenbar und unbeschreiblich. Eine Liebesformel hat noch niemand gefunden, auch wenn die unseriöseren unter den Partnerschaftsbörsen ihren Kunden vorgaukeln, der Traumpartner lasse sich zielsicher aufstöbern, wenn nur pfiffig nach ihm oder ihr gefahndet werde. Wenn es denn so einfach wäre!

Dabei brauchen wir in gewisser Hinsicht nur unserer Nase zu folgen. »Bei unserer Partnerwahl gibt es nämlich Hinweise darauf, dass wir unsere Mitmenschen auch nach ihren Körperdüften beurteilen und unser Verhalten danach ausrichten«, sagt der Geruchsforscher Thomas Hummel – wobei dieses Vorgehen bei anderen Säugetieren noch viel besser belegt ist, etwa bei der Maus, beim Hamster oder der Ratte. »Wenn man zum Beispiel in die natürliche Umgebung einer seit Kurzem trächtigen Maus den Duft eines fremden Männchens einbringt, dann hat sie innerhalb der ersten zwei Wochen einen Abgang«, berichtet der Wissenschaftler weiter. Die Schwangerschaft ende, »damit die Maus wieder empfangsbereit für einen neuen Partner ist«.

Auch den Schweinen hilft die Nase bei der Fortpflanzung. So ist von Säuen bekannt, dass sie bei der Begattung in Duldungsstarre verfallen, weil sie den auslösenden Sexual-Lockstoff des Ebers riechen – nämlich Androstenon, ein Abbauprodukt des Sexualhormons Testosteron.

Menschen-Männer dünsten ebenfalls Androstenon aus, allerdings ohne Frauen gleich duldungsstarr zu machen. Ganz so blöd ist dieser kleine Kalauer aber gar nicht. Das hat vor Jahren ein berühmt gewordener Versuch der österreichischen Biologin Astrid Jütte gezeigt, die inzwischen die Geschäfte des Konrad-Lorenz-Instituts für Evolution und Kognitionsforschung in Altenberg bei Wien führt.

Man darf sagen, dass Jütte mit ihrem kuriosen Experiment im Wartezimmer einer Arztpraxis das Geheimnis der Liebe zumindest ein Stück weit gelüftet hat. Bevor die ersten Patienten eintrafen, hatte die Verhaltensforscherin einen Teil der Stühle mit Androstenon präpariert. Das Resultat war verblüffend: Frauen, die gerade ihren Eisprung hatten, setzen sich auffallend oft auf Stühle, die unsichtbar mit dem betörenden Pheromon versehen waren. Daraus folgt indes keineswegs zwingend, dass diese Frauen gerne untreu werden. Sie wählten den verlockenden Stuhl gänzlich unbewusst – wenngleich an ihren besonders empfängnisbereiten Tagen.

Doch über die Nase finden wir nicht nur an den bestgeeigneten Tagen einen Sexualpartner, sondern wahrscheinlich auch den passenden, mit dem buchstäblich *die Chemie stimmt* – zumindest aus genetischer Sicht. Besonders anziehend scheinen sich nämlich Paare zu finden, bei denen Mann und Frau ein möglichst unterschiedliches Immunsystem haben. Denn nur dann verfügen auch ihre Kinder über gut kombinierte Abwehrkräfte. Praktischerweise vermitteln sich günstige Immun-Erbanlagen über Körperdüfte – eine Erkenntnis, die auf Claus Wedekind zurückgeht, der heute an der Universität Lausanne lehrt.

Der Zoologe hatte ursprünglich herausfinden wollen, wie Fischweibchen ihre Partnerwahl treffen. Wedekind nahm an, dass der sogenannte MHC-Gen-Komplex (Major Histocompatibility Complex) daran mitwirkt. Beim Menschen umfasst dieser Teil des Erbguts rund hundert Gene und ist jeweils so spezifisch wie ein Fingerabdruck. Der MHC-Komplex unterstützt unseren Körper dabei, Fremdzellen und Krankheitserreger zu erkennen, und entscheidet bei Organ-Verpflanzungen über die Gewebeverträglichkeit des Implantats.

Da Menschenfrauen meist deutlich redseliger sind als Fischweibchen, nutzte Wedekind sie – und nicht etwa Heringsdamen und Karpfenmädchen – als Testpersonen für ein Experiment, das durchaus Naserümpfen auslösen kann. Der Forscher ließ die Frauen an T-Shirts schnüffeln, die Männer zwei Nächte lang getragen hatten. Anschließend mussten die Versuchsteilnehmerinnen die Duftnoten bewerten.

Das verblüffende Resultat: Am anziehendsten finden Frauen den Schweißgeruch jener Männer, deren MHC-Cocktail von ihrem eigenen am deutlichsten abweicht. Allerdings: So perfekt, dass er uns zielsicher zum optimalen Lebenspartner führen würde, arbeitet der Geruchssinn nicht. Eher warnt er uns vor dem falschen – was ja auch schon etwas ist.

So mancher frisch Verliebte wird tatsächlich neurotisch und durchlebt einen »Zustand, der sich am besten mit dem eines Zwangspatienten vergleichen lässt, einem Menschen also, der beispielsweise den unwiderstehlichen Drang verspürt, sich 43mal am Tag die Hände zu waschen«, schreibt der Wissenschafts-Publizist Bas Kast.[126] Zwanghaft und wie besessen kreisen die Gedanken des Liebestollen um das Objekt seiner Sehnsucht. Er kontrolliert – vorsichtig geschätzt – alle acht Minuten seinen Anrufbeantworter oder die Mailbox, stets hoffend auf ein Signal der Angebeteten. In der Zwischenzeit überlegt er sich immer wieder selbst Kurznachrichten, eine unwiderstehlicher als die andere, mit denen er die Sache endgültig in trockene Tücher bringen könnte. Und wenn dann noch Zeit bleibt, liest der arme Tropf zum 112. Mal ihren Liebesbrief – es könnte ihm ja ein wichtiges, ach was: das entscheidende Komma entgangen sein.

Hinweise auf eine Zwangsneurose bei Verliebten fand zum Beispiel die Psychiaterin und Psychopharmakologin Donatella Marazziti von der Universität Pisa. Die Italienerin hatte die Blutwerte von 20 Studierenden getestet, bei denen seit einem halben Jahr recht ungestüme Schwärme von Schmetterlingen im Bauch umherflatterten – und siehe da: Nicht nur dachten die Verliebten täglich stundenlang an ihren Romeo oder ihre Julia; in ihrem Blut war der für unseren Gefühlshaushalt so wichtige Nervenbotenstoff Serotonin auf einen Pegel gefallen, den man krankhaft niedrig nennen kann – und den auch neurotische Zwangspatienten aufweisen. Ein hoher oder zumindest normaler Gehalt an Serotonin beruhigt nicht nur, sondern hebt auch die Stimmung; ein niedriger macht traurig und fahrig. »Es wäre allerdings naiv, Verliebtheit einfach mit Serotonin-Mangel gleichzusetzen«, schränkt Kast völlig zu Recht die Aussagekraft der Studie aus Pisa ein.

Ein Hinweis darauf, was unser Hirn verliebt macht, ist sie

aber immerhin. Da Liebe zwei Menschen – zumindest für ein paar Jahre – zusammenbringen und für Nachwuchs sorgen lassen soll, sollte sich die Natur eine attraktive Belohnung für diesen Aufwand ausgedacht haben. »Eine Möglichkeit wäre, uns fürs Beisammensein zu belohnen, Trennungen dagegen mit einer kleinen Depression zu bestrafen«, meint Kast. Das Leben ist voller Beispiele dafür – vielleicht alles keine Beweise, aber ein Indizienprozess ließe sich damit recht ordentlich gewinnen.

Liebe macht blind

Nicht Maler, sondern Liebende sind die größten Schönfärber. Verzückt und im Überschwang schätzen sie den geliebten Menschen, aber auch mit ihm verbundene Sachverhalte oder Ereignisse nicht angemessen ein und »beschönigen das Gesehene«, sagt die Augenmedizinerin Hedwig Josefine Kaiser. Ähnliches gilt auch für andere emotional aufgeladene Situationen – etwa das Konzert der weltbesten Lieblingssängerin, das selbstverständlich gar nicht missraten kann.

In solchen Fällen bewerte das limbische System im Zwischenhirn die über die Augen ins Hirn vordringenden Reize sehr positiv oder gar überschwänglich, »ohne dass das abwägende Frontalhirn sie mit früheren Erfahrungen abgleichen kann«, erklärt Kaiser das Ausblenden möglicherweise störender Umstände oder widersprechender Fakten.

In der hormonell befeuerten Euphorie mangelt es eben an Objektivität – soweit der Mensch denn überhaupt dazu imstande ist. Wie groß freilich die Tücken beschränkter Wahrnehmung sind, wusste schon der Kleine Prinz, den Antoine de Saint-Exupéry so weise sagen ließ: »Man sieht nur mit dem Herzen gut. Das Wesentliche ist für die Augen unsichtbar.« Und tatsächlich trauen wir ihnen ja nicht immer.

Warum aber tragen wir bisweilen eine rosarote Brille statt einer grünen oder blauen? Kaiser zufolge liegt das am »Herzfarben-Charakter« dieses durchweg positiv empfundenen Farbtons. Was aber eindeutig nicht hilft, um sich ein schönes Weltbild zu verschaffen, ist das Aufsetzen einer echten Brille mit bonbonfarbenen Gläsern. »Dadurch kann man das Hirn leider nicht austricksen«, fügt die Ärztin schmunzelnd hinzu.

In besonders schweren Fällen, wenn die Liebe sogar *blind macht*, hilft ohnehin keine Brille weiter. Wobei die Blindheit auch dann keine vollkommene ist, sondern eine selektive: Denn Verliebte haben bekanntlich *nur noch Augen für sie oder ihn* – was für eine kleine Welt.

11. LEBEN wie man sich wieder aufrichtet

Wenn irgendwo in Deutschland ein Sportfunktionär über den Sinn von Leibesübungen sprechen soll, gibt es nur wenige Zitate, mit denen man eher rechnen muss als mit diesem: »In einem gesunden Körper wohnt ein gesunder Geist.« Woraus folgen würde, dass jeder, der seine sterbliche Hülle zu Lebzeiten ausgiebig stählt und sich vernünftig ernährt, im Oberstübchen einigermaßen auf Zack sein müsste.

Dumm nur, dass der römische Satiriker Juvenal (ca. 60 – 130 n. Chr.) die betreffende Aussage so gar nicht gemacht hat. In Wahrheit enthält sein berühmtes Zitat nämlich den Vorsatz, man müsse »darum beten«, dass in einem gesunden Körper auch ein solcher Geist zu Hause sei (»Orandum est ut sit mens sana in corpore sano.«). Und dennoch: Der Spruch enthält Wahres, auch wenn der Zusammenhang nach Worten des Psychosomatikers Joachim Bauer »nicht so platt« ist, wie viele meinen.

Was wir denken und fühlen, ist die Folge früherer Erfahrungen. Gedanken und Gefühle entwickeln sich laut Bauer »aus der Vorstellung von Erlebnissen und möglichen Handlungen« – man denke nur einmal an die auf heißer Herdplatte verbrannten Finger: Man spürt fast den Schmerz, den eine Wiederholung des Versuchs mit sich brächte. Selbst von etwas zu sprechen, ist nur möglich, wenn an diesem Vorgang Nerven-Netzwerke beteiligt sind, die normalerweise unser Handeln steuern. »Denken und Sprechen ist insgeheim Probehandeln«, urteilt der Freiburger Mediziner. Umgekehrt aktivierten unsere körperlichen Handlungen, Haltungen und Empfindungen

»auch die assoziativ dazu gehörenden Gedanken und Gefühle«. Bauer schließt daraus: »Die Seele steckt tief im Körper. Und ein Körper, der sich nicht bewegt, der nicht körperlich empfunden wird, lässt auch große Teile der Seele inaktiviert.« Gesund ist das sicher nicht.

Während es auf den bisherigen Seiten stets darum ging zu verstehen, welche Folgen seelische Vorgänge, Erfahrungen und Eindrücke auf den Körper haben und wie sie dort sozusagen Fleisch werden können, soll dieses letzte Kapitel vom Gegenteil handeln – von der Frage nämlich, ob und inwiefern man die Seele günstig beeinflussen kann, indem man den Körper pflegt, trainiert oder gezielt manipuliert. Bitte keine Angst vor diesem verfemten Wort: Wir manipulieren auch unseren verspannten Nacken schon dadurch, dass wir ihn kneten, oder unsere Augen, indem wir sie reiben.

Den eingangs erwähnten Sportfunktionär würde es sicher freuen, wenn er Folgendes zu lesen oder hören bekäme: »Äußerlich geht es im Sport meist um eine Stärkung des Körpers, aber gerade dies ist innerlich von größter Bedeutung, denn der Körper kann vieles ›verarbeiten‹, was die Seele belastet, sodass die *körperliche* zugleich eine *seelische* Sorge ist«, meint der Philosoph Wilhelm Schmid und fügt hinzu: »Da die Seele weit weniger fassbar ist als der Körper, besteht eine Option der Lebenskunst darin, auf dem Umweg über den Körper die Seele zu pflegen, für Psyche also Soma zum Ansatzpunkt zu wählen, Psychosomatik im umgekehrten Sinne.«[127] So betrachtet, könne die Physiotherapie »als wahre Psychotherapie erscheinen, der Sport als eine Übung des Körpers zum Zweck einer Pflege der Seele«.

Das wissen nicht nur alle, die auf Fußreflexzonen-Massage schwören oder sich in Wellness-Tempeln mit schaumgetränkten Schwämmen kunstfertig behandeln lassen. Auch Psychotherapeuten und Psychiater empfehlen depressiven oder angstneurotischen Patienten als unterstützende Selbst-Kur maßvollen Ausdauersport, um auf diese Weise Spannungen zu lindern und die Seele zu stärken – unter anderem durch dabei ausgeschüttete opiumähnliche Stimmungsaufheller (Endorphine).

Um zu verstehen, wie wir selbst unsere Seele über unseren Körper beeinflussen können, sollten wir uns noch einmal klarmachen, wie ein psychosomatisches Leiden, das uns piesackt, überhaupt hat aufkommen und sich in uns festsetzen können – und zwar buchstäblich hartnäckig. Schreckliche Einmal-Ereignisse als Auslöser beiseite gelassen, ist es in winzigen Schritten und ganz allmählich geschehen, wie schon der Dichter und Philosoph Friedrich Nietzsche (1844 – 1900) erkannt hatte. In seinem Werk »Morgenröte – Gedanken über die moralischen Vorurteile« schrieb er: »Die chronischen Krankheiten der Seele entstehen wie die des Leibes, sehr selten nur durch einmalige grobe Vergehungen gegen die Vernunft von Leib und Seele, sondern gewöhnlich durch zahllose unbemerkte kleine Nachlässigkeiten.« Und das gilt für psychosomatische Leiden auch. Zu heilen sind sie meist nur schrittweise und mit Geduld.

Programmwechsel im Heimkino

Weder nur die Haut noch ausschließlich die Augen, sondern der Körper als Ganzes spiegelt die Seele – wie auch die jeweilige Lebensgeschichte. »Wir alle verkörpern unsere Biografie«, sagt der Psychosomatiker Wolf-Jürgen Maurer. »Selbst unsere Gedanken, die ja unsere Seele einfärben, drücken sich in unserer Körperhaltung aus.« Das alles geschehe ganz wesentlich über unsere inneren Bilder. »Wir Menschen denken nicht nackte Gedanken, sondern leben in unseren Vorstellungen und konstruieren uns die Welt, indem wir sie durch Filter wahrnehmen.« So gelangten wir »zu inneren Bildern, die sich auf den Körper auswirken«, schildert der Mediziner den leib-seelischen Vorgang. »Diese Bilder repräsentieren, wie wir uns in Beziehungen erleben, was wir von anderen Menschen halten, wie wir uns selber wahrnehmen, ob wir uns also zum Beispiel selber mögen, ob wir uns groß, klein, schwach oder stark fühlen, fähig oder minderwertig.«

Oft sind solche Bilder mit Schlüsselszenen aus der eigenen Lebensgeschichte verwoben – »in diesen Szenen leben Menschen wie Traumwandler«, berichtet Maurer aus jahrelanger Erfahrung in der Therapie psychosomatisch Erkrankter. »Gerade unsere Patienten hier in der Klinik sind darin wie in einer selbsthypnotischen Trance gefangen«. Bloß lebten sie leider »die ganze Zeit in einer Problem-Trance, will heißen: in der Vergangenheit, in jenem Anteil ihres Lebens, der nicht so gut war«.

Die Betroffenen hocken gewissermaßen in einem inneren Heimkino, das vor allem Katastrophenfilme zeigt. »Und deren Bilder und Szenen schlagen physiologisch durch bis auf die einzelne Körperzelle, wie wir heute aus der Immun- und Stressforschung wissen«, fügt Maurer hinzu.

Auch die moderne Hirnforschung bestätigt das Konzept der meist langsam erworbenen, allmählich verkörperten Leiden – handele es sich nun um die organisch rätselhafte Pein im Kreuz, chronische Nackenschmerzen oder eine bemitleidenswerte Schlaffheit des gesamten Menschen.

»Unsere Körperhaltungen sind an Gefühle gekoppelt, die wir zusammen mit ihnen quasi gelernt haben«, sagt Gerald Hüther. Sei zum Beispiel jemand glücklich, weil er etwas besonders gut hingekriegt hat, schwelle ihm unwillkürlich die Brust vor Stolz. »Die betreffende Haltung wird eingenommen, während auch das für dieses Gefühl verantwortliche emotionale Netzwerk im Hirn mit aktiviert wird«, erklärt der Hirnforscher den Vorgang. »Beides wird dann miteinander verkoppelt.«

Das eigentlich Verblüffende daran: Aktiviert man später absichtlich einen Teil eines solchen Verbundes, etwa die zum Lächeln nötigen Gesichtsmuskeln, werden die anderen Teile quasi mitgerissen – hier also die freudigen Gefühle. »Aber das sind schwache Kräfte, das geht nicht so einfach und selbstverständlich«, schränkt Hüther die möglichen Effekte ein. »Darauf muss man sich einlassen wollen und können.«

Dies gelte auch für die Lachtherapie, die auf manche Menschen schlicht lächerlich wirkt. »Hier sollte man sehr vorsichtig mit einem Urteil sein«, rät der Neurobiologe. Jenen Menschen, die sich dafür öffnen könnten, »mag das etwas bringen«. Besser als das innere Abspulen des immer gleichen Katastrophenfilms dürfte selbstverordnetes Gelächter aber allemal sein.

Lachen für den guten Zweck

Man sieht sie bei Kälte und Dauerregen auf der Straße, frühmorgens in der Straßenbahn oder im Auto vor der roten Ampel: griesgrämig blickende Menschen. So ist es halt manchmal. Nicht jeder ist stets so frohgemut, wie es Eduard Mörike (1804 – 1875) einmal war, als er ausgerechnet »an einem Wintermorgen, vor Sonnenaufgang« (so der Titel seines Gedichts) eine »flaumenleichte Zeit der dunklen Frühe« bejubelte, in welcher der Dichter zu allem Überfluss auch noch »von sanfter Wollust« seines Daseins glühte. Aber auch solche schwülstigen Glückstage gibt es ja gelegentlich.

Wenn Verdruss ein gelegentlicher Gast im Leben bleibt, sei es ihm gegönnt. Gefährlich wird es aber, wenn er gar nicht mehr weichen will – und wenn sich die Mürrischkeit in unser Gesicht zu graben beginnt. Man könnte sich nämlich glatt daran gewöhnen. Dann wird aus der vergänglichen Miene ein Gesichtszug.

»Was man oft macht, vernetzt sich im Gehirn verstärkt – bildlich gesprochen: in Form von stark befahrenen Nerven-Autobahnen, von denen man irgendwann kaum noch runterkommt«, weiß Wolf-Jürgen Maurer nur allzu gut. »Zuerst machen wir unsere Gewohnheiten, und dann machen die Gewohnheiten uns – und das spiegelt sich auch in unserer Mimik.« Deren Ausdruck entstehe schließlich durch das Spiel der

Gesichtsmuskeln, auf die unsere Psyche einwirkt. »Wenn ich nichts von mir halte, werde ich auch dementsprechend aus der Wäsche gucken – weshalb wir Psychosomatiker ja auch sagen, ab einem Alter von 40 Jahren ist jeder für sein Gesicht selbst verantwortlich«, frotzelt der Chefarzt.

Wenn das stimmt, ließe es einen reizvollen Schluss zu: Wir könnten ab und an auch mal lächeln, statt bloß ausdruckslos vor uns hinzustarren – es muss ja nicht gerade beim Begräbnis der Mutter sein.

Dass wir oft lachen oder zumindest lächeln, wenn wir guter Dinge sind, pfeifen die Spatzen von den Dächern (wenigstens dort, wo es noch Haussperlinge gibt; ersatzweise nehme man Kohl- oder Blaumeisen). Doch könnte es sein, dass wir uns auch gleich besser fühlen, wenn wir lachen?

Zumindest die Initiatoren des Weltlachtages behaupten das. Seit 1998 rufen sie am ersten Sonntag im Mai weltweit möglichst viele Menschen dazu auf, Schlag 14 Uhr stolze drei Minuten lang lauthals zu lachen. Erfinder des »Lachyogas«, das auch den Weltfrieden fördern soll, ist der indische Arzt Madan Kataria. In Bombay gründete er 1995 den ersten Lachclub; drei Jahre später brach dort auch das erste organisierte Massengelächter los. Inzwischen gibt es weltweit über 6.000 Lachvereine.

Als Gründer und Wegbereiter der Lachforschung (Gelatologie) gilt der 1924 geborene US-amerikanische Psychiater William F. Fry von der kalifornischen Stanford-Universität. Von vielen Fachkollegen belächelt, entnahm er sich in den 1960er-Jahren bei einem Selbstversuch Blut, während er eine Slapstick-Komödie mit Stan Laurel und Oliver Hardy anschaute. Seine Erkenntnis nach der Blutuntersuchung: Lachen regt das Immunsystem an – und zwar über Stunden hinweg.

Gelatologen führen aber noch mehr Argumente fürs therapeutische Lachen ins Feld: Es erhöhe den Sauerstoffgehalt im Hirn, weil die Atemfrequenz zunimmt; es baue Stress ab, setze schmerzstillende und entzündungshemmende Stoffe ins Blut frei und steigere generell das Wohlbefinden. Und während die

Bauchmuskulatur sich beim Gelächter anspannt, entspannen andere Muskeln – für Fry der Grund, warum manche Kinder beim kräftigen Lachen hinfallen und lauthals wiehernde Erwachsene sich bisweilen abstützen müssen.

Insgesamt ist die Studienlage zu den heilenden Effekten des Gelächters noch dürftig. Bei einem einjährigen Versuch an der Loma Linda University in Kalifornien mussten 20 an Diabetes-2 erkrankte Patienten, also Zuckerkranke, täglich mindestens eine halbe Stunde lang TV-Sendungen anschauen, die sie lustig fanden – zusätzlich zur Einnahme ihrer Medikamente. Einer Kontrollgruppe enthielten die Versuchsleiter Lee Berk und Stanley Tan den Fernsehkonsum vor. Wie die TV-Gruppe litten auch die Kontroll-Patienten zusätzlich an Bluthochdruck und wiesen überhöhte Werte an gesundheitsbedenklichem Cholesterin (LDL) auf.[128]

Die Folgen waren überraschend: Schon nach zwei Monaten war im Blut der Fernsehgruppe der Gehalt an gesundheitlich günstigem Cholesterin (HDL) sehr viel stärker angestiegen als in der Kontrollgruppe (plus 26 gegenüber plus 3 Prozent). Obendrein war das Blut der Fernsehzuschauer nach weiteren zwei Monaten deutlich ärmer an Stoffen geworden, die im Körper Schaden anrichten können – nämlich an bestimmten Stresshormonen sowie an einem Entzündungsmarker namens CRP (C-reaktives Protein). Dieser wird von der Leber bei schweren Infektionen gebildet und ins Blut ausgeschüttet. Schwimmt davon aber ständig viel im Blutstrom mit, ohne dass der Körper mit einer akuten Entzündung ringt, droht der Betreffende wegen eines erhöhten Arteriosklerose-Risikos eher einen Herzinfarkt oder einen Schlaganfall zu erleiden.

Nach Meinung von Helmut Schatz, dem Sprecher der Deutschen Gesellschaft für Endokrinologie, mag es durchaus sein, dass Lachtherapie bei Typ-2-Diabetes – zusätzlich zur etablierten Standardbehandlung – einen gewissen Beitrag zur Verhinderung diabetischer Gefäßkomplikationen leisten kann«. Doch gebe es hierfür »allenfalls schwache

Hinweise«, fügt er hinzu. »Schaden kann Lachen jedoch wohl keinesfalls.«

Zumindest erheitert es und fördert so das Wohlbefinden. »Lachen wirkt angstlösend, verhilft zu Entspannung und beeinflusst den Gefühlshaushalt positiv«, urteilt die Oberärztin Petra Garlipp von der Medizinischen Hochschule Hannover. Zwar helfe es nicht gegen eine Depression, entfalte aber bei alltäglicher Traurigkeit »durchaus eine Schutzwirkung«, findet die Fachärztin für Psychiatrie und Neurologie. »Dinge, die man sonst als problematisch bewertet, sieht man beim Lachen mit anderen Augen.« Darauf hoffen auch jene Krankenhaus-Verantwortlichen, die ihre kleinen Patienten von den mittlerweile weit verbreiteten Klinik-Clowns erheitern und so von ihrem Leiden ablenken lassen. Mit diesen Spaßmachern hat man Garlipp zufolge » sehr gute Erfahrungen gemacht«.[129]

Brust raus, Kopf hoch

Manchen Menschen muss man bloß einen bunten Karnevalsorden umhängen, schon werfen sie sich in die Brust – umso überzeugter, je mehr Publikum sie haben. Das mag albern wirken; dumm ist es deshalb noch nicht. Sich ab und an bewusst zu brüsten, kann einem gut tun – gerade, wenn man geknickt ist.

»Jedes Gefühl geht mit einer körperlichen Begleitreaktion einher – das ist über die Nerven so verschaltet«, sagt Wolf-Jürgen Maurer. Gedanken und Gefühle erzeugten deshalb körperliche Motivationsimpulse bis in die Muskeln hinein – und zwar in fixierten Mustern. Wer sich depressiv und niedergeschlagen fühlt, wird sich deshalb nicht kerzengerade, mit vor Stolz geschwellter Brust und gerecktem Kinn hinstellen und verkünden, er sei depressiv. »Das geht nicht, weil man es so nun mal nicht empfindet«, betont der Leib-Seele-Spezialist. Genauso wenig könnten wir Angst verspüren, wenn unsere

Muskeln völlig entspannt sind. »Das Ehrlichste, was wir haben, ist unsere Körpersprache; hier können wir weder anderen noch uns selbst etwas vormachen.«

Das Gefühl bestimmt also die Haltung. Wenn jemand niedergeschlagen ist, dann hält er automatisch den Kopf gesenkt, knickt in den Knien ein, lässt die Schultern und die Mundwinkel hängen. Doch das funktioniert verblüffenderweise auch umgekehrt: »Selbst wenn jemand, dem es gerade gut geht, eine solche Depressionshaltung einnimmt, sinkt seine Stimmung nach etwa einer Viertelstunde«, weiß Maurer aus langer ärztlicher Erfahrung. Diesen Mechanismus aber könne man nutzen, »um die eigene seelische Verfassung zu verändern, denn den Körper hat man ja immer dabei, und er lässt sich, anders als meistens die Gefühle, direkt und bewusst beeinflussen« – und zwar über geeignete Handlungen und die passende Körper-Haltung.

»Mit Patienten übe ich in solchen Fällen eine Problemlösungs-Gymnastik ein«, berichtet der Scheidegger Mediziner. »Ich spiegele ihnen, wie verkrümmt sie dasitzen, wie niedergeschlagen sie nicht nur sind, sondern auch wirken. Und dann frage ich sie, wie sie ihren Kopf und die Schultern wohl halten würden, wenn es ihnen besser ginge, auch wie sie atmen und sitzen würden. Dann üben wir das zusammen ein und wechseln immer wieder zwischen der Problemhaltung und der Lösungshaltung.«

Es ist dabei wichtig für die Patienten, erst einmal zu spüren, wie sie sich normalerweise verkrampfen, wie halsstarrig und verbogen und bedrückt sie sich halten und wie sie sich aus dieser Haltung befreien und neu ausrichten können. »Sie fühlen sich dann auch eindeutig anders«, sagt Maurer. »Ich selbst spüre das alltäglich.«

Hirnforscher könnten solche Phänomene heute mit modernen bildgebenden Verfahren – zum Beispiel mit funktioneller Kernspintomographie – nachweisen, indem sie Veränderungen im Hirn beobachten, während jemand sich anders hält oder seine Gestik und Mimik verändert. »Wenn man nur eine Viertelstunde lang sein eigenes Spiegelbild anlächelt, verändert sich schon im sogenannten Belohnungszentrum des Gehirns etwas deutlich, sodass verstärkt Wohlfühlhormone wie Serotonin und Dopamin ins Blut ausgeschüttet werden«, fügt Maurer hinzu und klingt dabei begeistert von den daraus folgenden Möglichkeiten für die Medizin.

Körper und Geist bewegen

Der Philosoph Wilhelm Schmid rät in seinem schon mehrfach erwähnten Buch über die Lebenskunst, sich im wahrsten Sinne des Wortes »gehen zu lassen«, und zwar täglich, »um so die »Zirkulation der Lebenskräfte« mithilfe des Körpers wieder in Gang zu bringen – übrigens auch, um Spannungen abzubauen und klares Denken zu fördern.[130] »Gehen ist eine Möglichkeit, das Nächste zu tun, um das Fernste wieder in den Blick zu bekommen«, urteilt Schmid. Er zitiert den Philosophen Michel de Montaigne, der in seinem Essay »Über dreierlei Umgang« von sich sagte, »mein Geist rührt sich nicht, wenn meine Beine ihn nicht bewegen«.

Aus demselben Grund dürfte es leichter sein, mit einem Freund oder einer Bekannten ein Problem zu besprechen, in dem man zusammen spazieren geht oder wandert – der Puste wegen nicht allzu heftig. Und hinterher *geht* es einem nicht selten besser. So könnte man also demnächst auf die routinierte Frage, wie es einem denn gehe, für den Fragesteller verblüffend antworten: »Täglich vier Kilometer – immer zur Arbeit und wieder nach Hause!«

Man muss nämlich keine athletischen Ruhmestaten vollbringen, um dem Körper und damit auch der Seele etwas Gutes zu tun. In seinem Buch über die Heilsamkeit der Bewegung hat der Wissenschaftsjournalist Jörg Blech überzeugend dargelegt, dass schon kleinere, alltägliche Anstrengungen enorm wohltuend wirken und sogar das Leben verlängern können. Auch die Geisteskraft profitiert vom Aufstand gegen die Bequemlichkeit und einem Maulkorb für den inneren Schweinehund, der so gerne gegen jede mühsame Veränderung ankläfft. »Wer seine Muskeln trainiert, der flutet seine grauen Zellen geradezu mit frischen Nähr- und Wuchsstoffen«, schreibt der Biologe. Dadurch wüchsen neue, besonders lernfähige Nervenzellen, die nur dann wieder zugrunde gingen, wenn man sie nicht benutze. Blechs Fazit: »Es ist auch der Körper, der sich den Geist baut.«[131] Bloß aufhören darf die Arbeit auf dieser Baustelle nicht.

Öfter mal durchatmen

Wann haben Sie das letzte Mal so richtig *befreit aufgeatmet*? Und man könnte dieser Frage in unseren Tagen eine zweite hinterherschicken: Wann haben wir Bewegungsmuffel zuletzt überhaupt richtig Luft geholt? Als Stubenhocker und Computerspieler, Fernsehglotzer und Autofahrer, Rolltreppen- und Liftbenutzer sind wir zu einem Volk der Flachatmer geworden, das sein mögliches Lungenvolumen selten ausschöpft.

Wer will auch schon zu Fuß die vier Stockwerke zum Chefbüro hinaufhasten und oben, heftig keuchend, wirken wie ein gehetzter und also vermeintlich unsouveräner Mensch? Dabei wollen uns unsere Vorgesetzten mit ihren Büros in luftiger Höhe doch nur helfen, arbeitsbedingte Anspannung sinnvoll abzubauen. Oder sollte es andere Gründe dafür geben, dass man immer »hoch zum Chef« muss, statt hinab ins Erdgeschoss?

Vor über 130 Jahren hat sich kein Geringerer als Friedrich Nietzsche mit den Segnungen gesunden Atmens befasst und in seiner »Morgenröte« etwas drastisch notiert: »Wer zum Beispiel Tag für Tag um einen noch so unbedeutenden Grad zu schwach atmet und zu wenig Luft in die Lunge nimmt, sodass sie als Ganzes nicht hinreichend angestrengt und geübt wird, trägt endlich ein chronisches Lungenleiden davon.«[132]

Erstaunlich weitsichtig aber hat der schnauzbärtige Philosoph auch schon den Ausweg aus dem flachen Atmen angedeutet und gewusst, dass die Kur eine langwierige sein wird. Denn die Heilung könne »in einem solchen Falle ... auf keinem anderen Wege erfolgen, als dass wiederum zahllose kleine Übungen des Gegentheils vorgenommen und unvermerkt andere Gewohnheiten gepflegt werden, zum Beispiel, wenn man sich zur Regel macht, alle Viertelstunden des Tages einmal stark und tief aufzuathmen (womöglich platt am Boden liegend; eine Uhr, welche die Viertelstunden schlägt, muss dabei zur Lebensgefährtin gewählt werden)«.

Nietzsche macht seinen Lesern wohlweislich keine Hoffnung, der Weg zur Besserung sei ein Zuckerschlecken: »Langsam und kleinlich sind alle diese Curen; auch wer seine Seele heilen will, soll über die Veränderung der kleinsten Gewohnheiten nachdenken.«

Wir sollten also öfter mal bewusst Atem schöpfen, nicht nur vor oder nach großen Anstrengungen. Es kann befreiend wirken und dabei helfen, unsere Aufgaben *mit langem Atem* zu erfüllen, ohne im Brustkorb zu verspannen. Und davon abgesehen: Es reicht, dass wir unser Leben aushauchen müssen. So lange wir auf Erden umherwuseln, dürfen wir uns ruhig kräftig Luft verschaffen.

Sich einfach jünger fühlen

»Man ist so alt, wie man sich fühlt«: Dieser Spruch kommt immer so daher, als wolle sein Urheber sich selbst einreden, jünger zu sein als nach Faktenlage. Doch was sind die Fakten? Nun gut, da ist das Geburtsdatum, nachzulesen im Personalausweis. Von da an jedoch fällt eine gute Antwort schon schwerer.

Niemand kann das Altern verhindern, doch die Weise, wie man darüber denkt, lässt sich mit gutem Willen beeinflussen. Motivierend wirken können hier die Ergebnisse einer Studie von Forschern um die Psychologin Becca Levy von der Yale University im US-Bundesstaat Connecticut.

Die Wissenschaftler hatten im Jahr 1975 mehr als 650 Menschen im vorgerückten Alter einen Fragebogen ausfüllen lassen, mit dem ihre Ansichten übers Alter und das Älterwerden ermittelt wurden. 23 Jahre später fanden Levy und ihre Mitstreiter heraus, dass jene Menschen, die positiv übers Altern dachten, durchschnittlich 7,5 Jahre länger gelebt hatten. Offenbar war auch ihr Lebenswille stärker gewesen.[133] Es bleibt freilich die 5-Millionen-Dollar-Frage: Wie schafft man es, positiv übers Alter zu denken, wenn man es nicht ohnehin schon tut?

Vielleicht hilft es ja, sich das Altwerden durch ein paar Tricks und Kniffe leichter zu machen – und sich nicht ständig mit dem neuesten Tüttelkram aus dem Elektromarkt zu überfordern. In ihrem Buch »Counterclockwise« (gegen den Uhrzeigersinn) beschreibt Ellen Langer die faszinierenden Zusammenhänge zwischen einem geänderten Lebensumfeld und den Folgen für das persönliche Altersgefühl. In einer Aufsehen erregenden Studie hatte die US-Psychologin von der berühmten Harvard University schon vor über dreißig Jahren zeigen können, dass Menschen sich plötzlich viel jünger fühlen können, wenn ihre Lebensumstände altersgemäß sind und deshalb besser zu ihnen passen.[134]

Im Jahr 1979 lud Langer eine Reihe von Männern im Alter von ungefähr 80 Jahren dazu ein, sieben Tage in einem abgelegenen Kloster im US-Bundesstaat New Hampshire zu verbringen. Dessen Inneneinrichtung hatten die Wissenschaftler so täuschend echt verändert, als schreibe man gerade das Jahr 1959 – nicht 1979. Im Fernsehen liefen Schwarzweiß-Filme, und es erklang Jazz-Musik von Nat »King« Cole (1917 – 1965).

Das Ergebnis verblüfft noch heute: Die Versuchsteilnehmer wirkten am Ende auf Fotos nicht nur jünger auf neutrale Betrachter; ihre geistigen Kräfte waren auch messbar gestiegen. Zudem plagte sie ihre Arthritis in den Handgelenken weniger, und sie konnten die Hände geschickter als zuvor bewegen. Anders ausgedrückt: Das Experiment hatte die Lebensuhr der Versuchsteilnehmer um Jahre zurückgedreht – zumindest fühlten die alten Herren sich so.

In einem weiteren eindrucksvollen Versuch nahm sich Langer die Wandelbarkeit der Sehschärfe vor – und machte sich dabei einen genialen Trick zunutze: Sie drehte vor dem Experiment eine jener Sehtest-Tafeln, wie sie Augenärzte noch heute einsetzen, einfach um, so dass nunmehr die Buchstaben-Reihen von oben nach unten nicht immer kleiner, sondern stets größer wurden und somit zunehmend leichter zu lesen waren.[135]

Und siehe da: Plötzlich konnten die Testpersonen noch Schriftzeichen erkennen, an denen sie zuvor gescheitert waren. Ihre Sehkraft hatte sich tatsächlich verbessert – und zwar nur dadurch, dass die Versuchsteilnehmer ihren Augen mehr zutrauten. Denn nun konnten sie sich darauf verlassen, dass die Wahrscheinlichkeit, die Buchstaben entziffern zu können, von oben nach unten immer größer werden würde – statt wie sonst immer kleiner.

Während die Testpersonen bei einer wie üblich angeordneten Tafel wussten, dass sie bald scheitern würden, waren sie nun gewiss, demnächst etwas korrekt erkennen zu können – ein Paradebeispiel für die Macht unserer Erwartungen und das Potenzial der Positiven Psychologie. Vertreter dieser Therapie-Richtung richten das Augenmerk ihrer Patienten auf noch vorhandene Kompetenzen statt auf nicht oder kaum mehr beeinflussbare Defizite.

So kann man alte Menschen beispielsweise nach Stürzen nachdrücklich ermuntern, sich jetzt bloß nicht ängstlich hängen zu lassen, was ihre Fähigkeiten bloß weiter vermindern würde, worauf sie sich noch weniger zutrauen – ein fataler Teufelskreis aus Angst und galoppierender Inkompetenz.

Und nach der gleichen Marschroute kann man ihnen durch

Mobiltelefone mit großzügig bemessenen Tasten oder Milch-
kartons mit griffigen Verschlüssen das Gefühl geben, ihr Leben
noch eine ganze Zeit lang prima meistern zu können.

Stattdessen aber lassen gedankenlose Produktdesigner die
alten Herrschaften an hirnrissig kleinen Tasten und winzigen
Drehverschlüssen regelmäßig verzweifeln. Mögen sie deshalb
selbst recht früh unnötig alt aussehen!

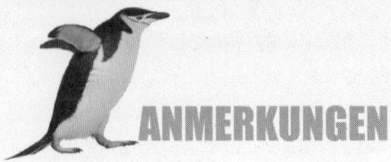

ANMERKUNGEN

1. Kurt Tepperwein: »Du machst mich krank!«, 2001, mvg-Verlag, S. 51
2. Klaus Müller (Hg.): »Lexikon der Redensarten«, 2001, Orbis Verlag, S. 70
3. »Wie unser Körper auf psychische Belastungen reagiert«, Presse-Info der Charité vom 12. März 2010
4. Umweltbriefe, 05/18.3.2010
5. dpa, 5. Mai 2010, »Wenn Stress das Herz bricht« (Autorin: Sabine Maurer)
6. Hiroshi Watanabe et al.: »Impact of Earthquakes on Takotsubo Cardio-myopathy«, in: JAMA (The Journal of the American Medical Association), Vol. 294, No. 3, July 20, 2005, S. 305 – 307
7. Ilan Wittstein et al.: »Neurohumoral Features of Myocardial Stunning Due to Sudden Emotional Stress«, »The New England Journal of Medicine«, Vol. 352, Feb. 10, 2005, S. 539 – 548
8. Joachim Bauer: »Das Gedächtnis des Körpers«, 2010, Eichborn-Verlag, S. 108 – 110
9. Michael Wirsching: »Psychosomatische Medizin: Konzepte, Krankheitsbilder, Therapien«, 2. Auflage 2003, Verlag C. H. Beck, S. 38
10. »Psychologie heute«, Jg. 37, Heft 6, Juni 2010, Beltz Verlag, S. 62f.
11. Angelina R. Sutin et al.: »Trait Antagonism and the Progression of Arterial Thickening. Women With Antagonistic Traits Have Similar Carotid Arterial Thickness as Men«, in: »Hypertension«, vorab online veröffentlicht am 16. August 2010, sowie Süddeutsche Zeitung vom 17. August 2010, S. 16
12. Hamburger Abendblatt, 1. Juli 2010
13. Joachim Bauer: a.a.O., S. 112
14. Arno Gruen: Der Fremde in uns, 2002, 6. Auflage, Klett-Cotta, zitiert nach: Egon Fabian, 2010: »Die Anatomie der Angst. Ängste annehmen und an ihnen wachsen«, 2010, Verlag Klett-Cotta, S. 207
15. Stiftung Gesundheit: »Fußball-WM: Suche nach Herzspezialisten fast verdoppelt«, Presse-Information vom 1. Juli 2010
16. Roland Prinzinger: »Blut ist ein ganz besonderer Saft. Zur Kultur und Biologie eines flüssigen Organs«, in: »Forschung Frankfurt« (Wissenschaftsmagazin der Goethe-Universität Frankfurt am Main, Ausgabe 1/2010, S. 14ff.)
17. Claudia Benthien: »Haut. Literaturgeschichte – Körperbilder –Grenzdiskurse«, 2. Aufl. 2001, Rowohlt Verlag, S. 17
18. Hamburger Abendblatt, 11. Juni 2010
19. Hamburger Abendblatt, 5. Mai 2010
20. www.biotechnologie.de/BIO/Navigation/DE/root,did=112924.html (Mel-

dung vom 1.7.2010); Originalarbeit: Biochemical Journal (2010, Bd. 426, S. 373 – 378)

21. Roland Prinzinger: a.a.O.

22. journalist, Nr. 5, Mai 2010, S. 83

23. Manfred Stelzig: »Was die Seele glücklich macht. Das Einmaleins der Psychosomatik«, 2009, Ecowin-Verlag, S. 107

24. Uwe Gieler: »Die Sprache der Haut. Das Wechselspiel von Körper und Seele«, 2006, Patmos Verlag, S. 17

25. Uwe Gieler: a.a.O., S. 22

26. Claudia Benthien: a.a.O., S. 26

27. Christoph Wilhelm Hufeland: Journal des Luxus und der Moden; in: Gion Condreau, Heinrich Schipperges (Hg.): »Unsere Haut – Spiegel der Seele, Verbindung zur Welt«, 1993, Kreuz Verlag, Zürich; zitiert in: Uwe Gieler, a.a.O., S. 42

28. Industrieverband Körperpflege- und Waschmittel e.V. (IKW), Marktdaten »Körperpflegemittel«, Stand: 1.12.2009, www.ikw.org (Zugriff am 22.7.2010)

29. Petra Warschburger, Judith Bahmer und Franz Petermann: »Psychosoziale Aspekte bei Hauterkrankungen«; in: Volker Niemeier, Ulrich Stangier, Uwe Gieler (Hg.): »Hauterkrankungen. Psychologische Grundlagen und Behandlung«, 2009, Hogrefe Verlag, S. 75ff.

30. Claudia Benthien: a.a.O., S. 12

31. Wilhelm Schmid: »Mit sich selbst befreundet sein. Von der Lebenskunst im Umgang mit sich selbst«, 2007, Suhrkamp, S. 421

32. Uwe Gieler: a.a.O., S. 30f.

33. Alex Capus: »Himmelsstürmer. Zwölf Porträts«, 2008, Knaus Verlag

34. Uwe Gieler: a.a.O., S. 32

35. Manfred Stelzig, 2009, S. 111

36. Uwe Gieler: a.a.O., S. 24

37. Kurt Tepperwein: a.a.O., S. 193

38. »Psychologie heute«, Heft 5, 2010, Beltz Verlag; darin Rezension von: Alfred Schäfer, Christiane Thompson (Hg.): »Scham«, Schöningh Verlag, Paderborn, 2009

39. So zum Beispiel in: Wolfram Kölling: »Schamgefühle – Stolpersteine auf dem spirituellen Weg. Klinische Erfahrungen mit Schamkonflikten und ihre Bedeutung für die Transpersonale Psychotherapie«, in: Transpersonale Psychologie und Psychotherapie, Heft 1/2006, S. 46 – 58

40. Gieler: a.a.O., S. 33

41. Gieler: a.a.O., S. 39f.

42. Hamburger Abendblatt, 20. Mai 2010

43. J. M. Wood, H. Decker, H. Hartmann et al.: »Senile hair graying: H2O2-mediated oxidative stress affects human hair color by blunting methionine sulfoxide repair«, in: The FASEB Journal. 2009; 23: 2065 – 2075, DOI: 10.1096/fj.08-125435

44. http://www.npr.org/templates/story/story.php?storyId=125387566&ft=1
&f=1007 (Zugriff am 15. Juni 2010); Originalveröffentlichung: Journal
of Plastic and Reconstructive Surgery, Vol. 125(1), pp 332 – 42, DOI:
10.1097/PRS.0b013e3181c2a685

45. Werner Voss, Stefan Siebrecht, Roland Jermann: »Gesunde Haut. So
bleibt sie für immer jung und schön« in der Reihe »Gesund mit Dr. Gerhard«, 2005, Trias Verlag. S. 28

46. Peter Spork: »Der zweite Code«, 2009, Rowohlt Verlag, S. 184ff.

47. Peter Spork: a.a.O., S. 187

48. Gieler: a.a.O. S. 15

49. GEO, 11/2000

50. Hans Morschitzky, Sigrid Sator: »Wenn die Seele durch den Körper
spricht«, 2. Auflage 2005, Walter Verlag im Patmos Verlag, S. 114

51. http://www.wissenschaft.de/wissenschaft/news/260561.html, Zugriff am
3. Mai 2010

52. Wirsching: a.a.O., S. 78

53. Süddeutsche Zeitung vom 1. Juni 2010

54. Walter Bräutigam, Paul Christian, Michael von Rad: »Psychosomatische
Medizin. Ein kurzgefaßtes Lehrbuch«, 1997, Thieme Verlag, S. 364f.,
S. 195f.

55. Bernd Hontschik: »Körper, Seele, Mensch. Versuch über die Kunst des
Heilens«, 2006, Suhrkamp Verlag, S. 49ff.

56. Süddeutsche Zeitung vom 11. August 2010, S. 16

57. Angelika Buske-Kirschbaum et al.: »Preliminary Evidence for Herpes la-
bialis Recurrence following Experimentally Induced Disgust«, in: Psycho-
therapy and Psychosomatics, 2001; 70: 86 – 91 (DOI: 10.1159/000056231)

58. Eberhard Ritz, Andrzej Wicek: »Die Niere in der Bibel«, in: Deutsche Medizinische Wochenschrift 2006; Band 131, Ausgabe 51/52, S. 2916 – 2919,
Thieme Verlag, DOI: 10.1055/s-2006-957222

59. nature, Bd. 464, 59 – 65, März 2010

60. Hildegund Heinl, Peter Heinl: »Körperschmerz – Seelenschmerz. Die
Psychosomatik des Bewegungssystems. Ein Leitfaden«, 2004 (4. Aufl.
2009), Kösel-Verlag, S. 15

61. Integrative Bewegungstherapie, 14. Jahrgang, Nr. 1 – 2/2006, S. 52

62. Hildegund Heinl, Peter Heinl: a.a.O., S. 20ff.

63. Hildegund Heinl, Peter Heinl: a.a.O., S. 39ff.

64. Stanford University, School of Medicine; zitiert nach: http://www.eure-
kalert.org/pub_releases/2004-05/sumc-pfm051304.php sowie Carragee
E.J., Alamin T.F., Miller JL, Carragee J.M.: The Spine Journal 2005, Jan-
Feb; 5 (1): 24 – 35

65. Alexander Lowen: »Bioenergetik. Therapie der Seele durch Arbeit mit
dem Körper«, 1988/1997, Rowohlt Taschenbuchverlag, S. 116

66. Süddeutsche Zeitung, 2. Juli 2010, S. 13

67. Christoph Anrich: »Fußball. Leistung steigern, Verletzungen vermeiden«, 2002, Rowohlt Taschenbuch Verlag, S. 69

68. John Wesson: »Fußball – Wissenschaft mit Kick. Von der Physik fliegender Bälle und der Statistik des Spielausgangs«, 2006, Spektrum Akademischer Verlag

69. Bräutigam et al.: a.a.O., S. 364f.

70. Presse-Information des Wissenschaftliche Instituts der AOK, 25. Februar 2009

71. Jette Hänel, Annalisa Enders, Svenja Davis: »Psychosomatik und Psychotherapie«, Reihe BASICS, Verlag Elsevier (Urban & Fischer), 2008, S. 63

72. Hänel, Enders, Davis: a.a.O.

73. Die Zeit, 17. Juni 2010, S. 58

74. Lowen: a.a.O., S. 146

75. Süddeutsche Zeitung, 7. Juni 2010

76. Fabian Spanhel: »Der Einfluss der Körpergröße auf Lohnhöhe und Berufswahl: Aktueller Forschungsstand und neue Ergebnisse auf Basis des Mikrozensus«; in: Statistisches Bundesamt (Hg.): Wirtschaft und Statistik (2); S. 170 – 178

77. Ruediger Dahlke: »Krankheit als Sprache der Seele. Be-Deutung und Chance der Krankheitsbilder«, Mosaik-Verlag bei Goldmann, 1999, S. 246

78. Dahlke: a.a.O., S. 247

79. Günter Heisterkamp: »Heilsame Berührungen«, 1999, Verlag Pfeiffer bei Klett-Cotta, S. 138ff.

80. Joseph Sopko: »HNO-Heilkunde«, in: Rolf H. Adler et al. (Hg.): »Uexküll – Psychosomatische Medizin. Modelle ärztlichen Denkens und Handelns«, 2003, Verlag Urban & Fischer, S. 1179ff.

81. Sopko: a.a.O., S. 1188

82. Proceedings of the National Academy of Sciences of the United States of America (PNAS), Band 103, S. 16876 – 16881

83. Stelzig: a.a.O., S. 159f.

84. Hänel, Enders, Davis: a.a.O., S. 57

85. Schmid: a.a.O., S. 414

86. Egon Fabian: a.a.O., S. 78

87. Psychologie heute, Januar 2010, S. 16

88. Hedwig Josefine Kaiser, Carl Erb, Josef Flammer: »Auge und Psyche«, in: Adler et al. (Hg.), a.a.O., S. 1174

89. General-Anzeiger, Bonn, 26./27.Juni 2010, S. 32

90. Fabian: a.a.O., S. 256

91. Süddeutsche Zeitung vom 12. Juni 2010

92. Rolf H. Adler: »Dissoziative Störungen«, in: Adler et al. (Hg.), a.a.O., S. 746

93. Sopko: a.a.O., S. 1190

94. Wirsching: a.a.O., 40

95. Bräutigam et al.: a.a.O., S. 150

96. Jörg Michael Herrmann, Heinz Rüddel, Thure von Uexküll: »Essenzielle Hypertonie«, in: Adler et al. (Hg.): a.a.O., S. 852

97. Pressemitteilung der Deutschen Hochdruckliga vom 9. Juni 2010

98. Ingrid Glomp: »Glatte Haut, glatte Seele«, in: Psychologie heute, Juli 210, Beltz Verlag, S. 13

99. Kluge – Etymologisches Wörterbuch der deutschen Sprache, 1999, Verlag de Gruyter, bearbeitet von Elmar Seebold, S. 481

100. Bibel, Matthäus 25, 14 – 30

101. Peter Spork: »Das Schlafbuch«, 2008, Rowohlt, S. 209f.

102. Stelzig: a.a.O., S. 168

103. Stelzig: a.a.O., S. 171

104. Psychologie heute, Jg. 37, Heft 6, 2010, S. 68

105. Arthur D. Craig et al: »The effects of slow breathing on affective responses to pain stimuli: An experimental study«, Pain Suppl 149 (1):12 – 18 (2010)]; DOI: 10.1016/j.pain.2009.10.001

106. Morschitzky, Sator: a.a.O., S. 168f.

107. Kaiser, Erb, Flammer: a.a.O., S. 1173

108. Presse-Information der Österreichischen Gesellschaft für Homöopathische Medizin vom 24. Juni 2009

109. Emanuel Bubl et al.: »Seeing Gray When Feeling Blue? Depression Can Be Measured in the Eye of the Diseased«. In: Biological Psychiatry, 10.1016/j.biopsych.2010.02.009, 2010

110. Andrew Elliot, Daniela Niesta: »Romantic Red: Red Enhances Men's Attraction to Women«. In: Journal of Personality and Social Psychology, Band 95, S. 1150 – 1164

111. Kaiser, Erb, Flammer: a.a.O., S. 1169

112. Ulrich Kropiunigg: »Indianer weinen nicht. Über die Unterdrückung der Tränen in unserer Kultur«, 2003, Kösel Verlag, S. 37 und 202

113. Carl Erb et al.: »Psychosomatische Aspekte bei Patienten mit primärer Keratoconjunctivitis sicca«, zitiert in: Adler et al. (Hg.), a.a.O., S. 1172

114. Kaiser, Erb, Flammer: a.a.O., S. 1172

115. Deutsches Taubblindenwerk, http://www.taubblindenwerk.de/was_ist_Taubblindheit.html

116. Kaiser, Erb, Flammer: a.a.O., S. 1175f.

117. Sopko: a.a.O., S. 1188

118. Robert Perneczky et al.: »Head circumference, atrophy, and cognition: Implications for brain reserve in Alzheimer disease«, in: Neurology, 2010; Band 75, S. 137 – 142, sowie Presse-Info der TU München: »Großer Kopf – besseres Gedächtnis?« vom 13. Juli 2010

119. Der Spiegel, 5. Juli 2010; www.spiegel.de/spiegel/0,1518,704730-2,00.html; Zugriff am 12. Juli 2010

120. Joachim Bauer: »Warum ich fühle, was du fühlst – Intuitive Kommunikation und das Geheimnis der Spiegelneurone«, 2005, Hoffmann und Campe

121. Joachim Bauer: »Prinzip Menschlichkeit. Warum wir von Natur aus kooperieren«, 2006, Hoffmann und Campe, S. 70

122. Hamburger Abendblatt, 9. August 2010

123. Der Tagesspiegel, 16. Juni 2010

124. Aaron Sell et al.: »Adaptations in humans for assessing physical strength from the voice«, in: Proceedings of the Royal. Society B, online veröffentlicht vor Abdruck am 16. Juni, 2010, DOI:10.1098/rspb.2010.0769

125. David R. Feinberg et al.: »Menstrual cycle, trait estrogen level, and masculinity preferences in the human voice«, in: Hormones and Behavior; 2006, 49(2): S. 215 – 222

126. Bas Kast: »Die Liebe und wie sich Leidenschaft erklärt«, 2004, S. Fischer Verlag, S. 14ff.

127. Schmid: a.a.O.

128. Die Studie »Mirthful Laughter, As Adjunct Therapy in Diabetic Care, Increases HDL Cholesterol and Attenuates Inflammatory Cytokines and hs-CRP and Possible CVD Risk« wurde am 17. April 2009 bei der 122. Jahresversammlung der American Physiological Society (APS) präsentiert: APS: »Laughter Remains Good Medicine«, 17. April 2009

129. General-Anzeiger, Bonn, 1. Mai 2010

130. Schmid: a.a.O., S. 218f.

131. Jörg Blech: »Heilen mit Bewegung. Wie Sie Krankheiten besiegen und Ihr Leben verlängern«, 2009, Fischer Taschenbuchverlag, S. 18

132. Schmid: a.a.O., S. 225 f.

133. Becca R. Levy et al.: »Longevity Increased by Positive Self-Perceptions of Aging«, Journal of Personality and Social Psychology, Band 83, Nr. 2, S. 261 – 270

134. Ellen Langer: »Counterclockwise. Mindful health and the Power of Positive Psychology«, Ballantine Books, New York, 2009

135. Psychologie heute, Jg. 37, Heft 6, 2010, S. 21 – 25

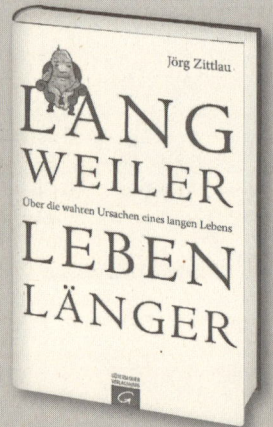
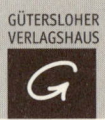